NOTICE

HISTORIQUE ᴇᴛ MÉDICALE

ᴏᴜʙ

L'ÉTABLISSEMENT THERMAL DES EAUX-CHAUDES

(Basses-Pyrénées)

NOTICE

HISTORIQUE et MÉDICALE

sur

L'ÉTABLISSEMENT THERMAL DES EAUX-CHAUDES

(Basses-Pyrénées)

Par Joachim LAFFORE

DOCTEUR EN MÉDECINE, MÉDECIN-INSPECTEUR

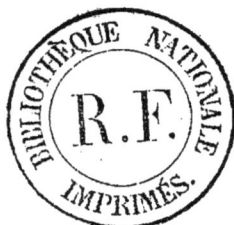

Les Eaux-Chaudes étaient les plus brillantes de la Cour de Navarre, et elles vieillissaient lorsque nous avons repris et renouvelé leur usage.

Théophile BORDEU.... (*Recherches sur les Maladies chroniques* , page 72.

PAU

IMPRIMERIE et LITHOGRAPHIE DE É. VIGNANCOUR

—

1849

INTRODUCTION.

QUELQUES considérations générales, quelques judic.euses observations disséminées dans les belles recherches de Théophile Bordeu sur les maladies chroniques; quelques pages de ses lettres à Madame de Sorbério, une courte et rapide note de Baile, insérée dans l'*Annuaire du Département*, voilà tout ce qui a été écrit sur les propriétés médicales des Eaux-Chaudes. MM. Patissier, Longchamp, Isidore Bourdon et Léon Marchant, constatent à peine l'existence de ces sources thermales; Alibert n'en fait pas même mention; il ne faut donc pas s'étonner qu'elles soient si peu connues des Médecins de la capitale.

C'est uniquement pour faire connaître ce bel Établissement, dont la direction m'a été confiée, que je livre à la publicité cette Notice historique et médicale. Puisse-t-elle atteindre le but que je me suis proposé! Puisse-t-elle contribuer à la prospérité de nos Sources, encore si peu connues, quoiqu'à plus d'un titre elles méritent de l'être! Car si la réputation et la vogue d'un Établissement thermal dépendaient seulement du nombre et de l'importance des guérisons qu'on y obtient chaque année, de la faveur dont ses sources jouissent dans la contrée qui en voit et en apprécie les effets, de l'époque reculée depuis laquelle on les administre, de la pureté de l'air qu'on y respire, des conditions hygiéniques qui s'y trouvent réunies ; enfin, de la multiplicité de ses sources qui permet de les utiliser sous toutes les formes et d'en varier ainsi l'action dynamique sans altérer leur température ; les Eaux-Chaudes auraient incontestablement droit d'occuper un des premiers rangs parmi les Etablissemens thermaux les plus accrédités.

Mais combien je regrette que le travail que j'entreprends aujourd'hui n'ait pas été l'œuvre des Médecins distingués qui m'ont précédé dans la direction de l'Etablissement des Eaux-Chaudes, et qu'il suffit de nommer pour connaître tout ce que la science a perdu. *Minvielle* et *Léa*, médecins distingués qui furent les deux premiers inspecteurs de l'Etablissement ; *La Rivière* (1) qu'une pratique sage et éclairée, riche de faits et d'expérience, rendit digne du titre de *Conseiller-médecin ordinaire* de Louis XVI, qu'il obtint en 1788 avec celui d'intendant-adjoint en survivance des Eaux minérales Bonnes et Chaudes ; judicieux observateur qui fut long-temps médecin des hôpitaux de la vallée ; *Louis*, à qui de fortes études assignèrent un rang distingué parmi les meilleurs élèves de la célèbre école de Montpellier, qui fut l'ami intime d'Alibert et que Corvisart honora de son estime ; *Samonzet*, nourri de la lecture des anciens, théoricien parfois original, mais praticien toujours distingué, appliquant le remède avec une grande intelligence, un rare bonheur ; lui qui pendant vingt ans dirigea avec le plus grand succès l'Etablissement des Eaux-Chaudes, recueillit tant de riches matériaux qu'il ne lui fut pas donné de coordonner, mais qu'une main amie rédigera peut-être un jour ; — *Samonzet* qu'affectionnaient tant ses malades, ami franc et sincère, dont la conversation avait tant de charme, dont le désintéressement était si grand. Qu'il me soit permis d'exprimer ici la reconnaissance que je conserverai toujours pour cet

____

(1) M. La Rivière a laissé plusieurs enfans ; l'un d'eux, M. Alphonse La Rivière, aide-major des chasseurs de Vincennes, parcourt avec distinction la carrière que son père avait si honorablement suivie.

homme de bien qui m'honora d'une vive affection et qui voulut bien m'aider des conseils de sa longue expérience, moi qui débutais à peine dans la carrière médicale, lorsque je devins son adjoint ; *Baile*, enfin, élève distingué de l'École physiologique, théoricien aux idées larges, praticien éminent qui jettait un si brillant éclat dans la discussion, disputait le terrain pas à pas et le cédait cependant avec tant de bonne foi quand il voyait la vérité dans le camp de ses adversaires. Intelligence d'élite que la mort enleva au milieu de sa brillante carrière.

Après avoir payé ce tribut si légitimement mérité à la mémoire de ces médecins qui ont contribué à la prospérité de l'Établissement des Eaux-Chaudes, je ne saurais, sans injustice, passer sous silence le nom des hommes d'État et des administrateurs qui ont aussi travaillé à son développement. Comment ne pas citer ici M. de Maucor, intendant de la vallée ; MM. Pédre et Henri La Caze, anciens députés de l'arrondissement d'Oloron ; M. d'Argout, ancien ministre, aujourd'hui gouverneur de la Banque ; MM. Dessolle, Le Roy, Duchâtel et Azevédo, anciens préfets des Basses-Pyrénées ; enfin, M. de Livron, membre du Conseil général, qui, depuis quarante ans, a toujours soutenu et soutient encore si chaleureusement comme maire ou conseiller municipal les intérêts de la commune de Laruns ? Quelques-uns de ces administrateurs sont déjà descendus dans la tombe, presque tous les autres sont rentrés dans la vie privée ; je ne saurais donc être accusé d'adulation en signalant leurs services ; les oublier serait une lâche ingratitude.

Il me reste encore un devoir à remplir, c'est de faire un appel en faveur de l'Établissement à M. Cambacérès, préfet actuel des Basses-Pyrénées ; le zèle qui anime ce Magistrat pour la prospérité du département dont la direction lui a été depuis peu de temps confiée, est un sûr garant de sa sollicitude pour les intérêts de l'Établissement des Eaux-Chaudes.

NOTICE

HISTORIQUE ET MÉDICALE

SUR L'ÉTABLISSEMENT THERMAL DES EAUX-CHAUDES,

(BASSES-PYRÉNÉES).

PREMIÈRE PARTIE.

Les Eaux-Chaudes étaient les plus brillantes
de la Cour de Navarre, et elles vieillissaient lorsque nous avons repris et renouvelé leur usage.

Théophile FORDEU.... (*Recherches sur
les Maladies chroniques* , page 72.

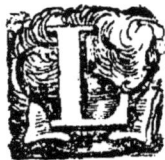

L'ÉTABLISSEMENT thermal des Eaux-Chaudes
dont les sources appartiennent à la commune de Laruns, est situé à l'extrémité
de la riante vallée d'Ossau (1), à 42 kilomètres de Pau et à 37 d'Oloron.

La route par laquelle on y arrive est belle et très-
bien entretenue; elle est constamment sillonnée de
voitures pendant la saison des eaux. Un service régulier de diligences, partant chaque jour de Pau et

(1) On doit à M. Casimir d'Angosse une intéressante Notice de la
vallée d'Ossau.

d'Oloron, met en communication l'Établissement avec les messageries des principales villes de l'Intérieur.

Depuis Laruns, dernier village de la vallée, la route, creusée au sein même des rochers, offre l'aspect le plus pittoresque; c'est un travail admirable conçu et exécuté à la demande des États du Béarn, par M. d'Étigny, intendant de la province, à qui nous devons tant de belles routes; elle servit long-temps à l'exploitation des forêts de Gabas dont les magnifiques sapins étaient utilisés pour le service de la marine. Commencée en 1776, elle fut terminée en 1778.

Mais quelque hardi que soit ce travail, quels que soient l'étonnement et l'admiration qu'il inspire, la pente de cette route est excessive, et c'est avec beaucoup de peine que les chevaux parviennent à la gravir. Aussi l'administration municipale et celle du département en ont-elles vivement réclamé pendant long-temps la rectification. Leurs constans efforts ont été couronnés de succès, et dans ce moment une nouvelle route établie contre le flanc de la montagne, sur la rive droite du torrent, est sur le point d'être livrée à la circulation; elle viendra joindre celle des Eaux-Bonnes, rapprochera beaucoup ces deux Établissemens, aujourd'hui séparés par une distance de huit kilomètres, facilitera les communications entre les baigneurs qui les fréquentent, et deviendra pour eux un but de promenade. Sa pente sera extrêmement douce. Ce beau travail, conçu

par M. L. Cailloux, ancien ingénieur du département, a été parfaitement exécuté sous la direction
de M. Ménard, son successeur.

L'élévation de l'Établissement au-dessus du niveau
de l'Océan est de 675 mètres.

La moyenne de la température aux Eaux-Chaudes
calculée au thermomètre centigrade, peut être éva-
luée, pour toute l'année, à 10, 05 degrés, ce qui a
été constaté par de nombreuses expériences faites
avec le plus grand soin par le pasteur-naturaliste de
la vallée, Gaston Sacaze, dont les connaissances en
histoire naturelle sont vraiment remarquables.

Les observations que j'ai faites m'ont démontré
que cette moyenne, pendant les quatre mois de la
saison, est de 17, 05 degrés centigrades.

Le climat des Eaux-Chaudes est fort tempéré; les
fortes chaleurs de l'été y sont considérablement modifiées par le revers nord, la proximité des neiges
permanentes dont l'élévation au-dessus de l'Établissement n'est que de 2,025 mètres, le resserrement
de la gorge ouverte au nord-n.-ouest, l'élévation des
lieux et les eaux des nombreuses cascatelles qui ra-
fraichissent l'air atmosphérique et le vivifient.

Les orages ne sont pas plus fréquents aux Eaux-
Chaudes que dans la plaine; mais quand ils se for-
ment, ils offrent un spectacle aussi imposant que
magnifique. Répétés par les innombrables échos de
la montagne, les éclats du tonnerre produisent une
longue suite de détonnations qui retentissent au
loin, et comme les crêtes élevées des montagnes

soutirent l'électricité des nuages, on ne voit jamais tomber la foudre dans les lieux qui avoisinent l'Établissement.

Les sources des Eaux-Chaudes, au nombre de six, appartiennent toutes à la classe des sulfureuses naturelles, et sourdent toutes aussi de la roche granitique très-commune dans cette localité.

Elles ont été successivement analysées par MM. Raulin, inspecteur-général des Eaux Minérales, et Montaut, chimiste, Pommier, Long-champ, Fontan et Gintrac père, de Bordeaux.

Provoquée par les États de Béarn, l'analyse de Raulin et Montaut fut faite le mois de juillet 1777. Ces chimistes constatèrent qu'il y avait, à cette époque, aux Eaux-Chaudes trois sources; l'*Esquirette*, à 24 degrés Réaumur; le *Rey*, à 29; et l'*Arressecq*, à 20 degrés. Ils constatèrent également l'existence d'une quatrième source qui avait été bouchée depuis quelque temps, et qu'ils firent découvrir après avoir reconnu qu'elle avait été *étouffée* avec de la maçonnerie.

Cette analyse établit 1.° que toutes les sources des Eaux-Chaudes sont sulfureuses; 2.° qu'elles teignent l'argent en brun lorsqu'on l'a exposé sur leur tuyau; 3.° que l'alcali fixe ne fait pas de changement à ces eaux; 4.° que la dissolution d'argent la trouble et forme un précipité d'un gris sale; 5.° que la dissolution de mercure forme un précipité gris; 6.° que le beurre d'arsenic forme un précipité blanc sans que l'eau change de couleur; 7.° enfin, que la dissolution de noix de galles ne produit aucun changement,

L'analyse de Pommier, faite en 1809, fut publiée par ce médecin en 1813, dans un mémoire qui a pour titre : *Analyse et propriété médicale des Eaux minérales et thermales des Basses-Pyrénées ;* ce travail, remarquable à l'époque où il fut publié, mérita l'approbation de plusieurs Sociétés savantes, mais les progrès que la chimie a faits depuis lors le rendent fort incomplet aujourd'hui.

L'eau de la fontaine du *Roi* contient pour principes constituans :

1.º Du gaz hydrogène sulfuré ;
2.º De l'acide carbonique ;
3.º De l'acide sulfurique ;
4.º De l'acide muriatique ;
5.º De la chaux ;
6.º De la magnésie.

Le produit de l'évaporation soumis à l'analyse a fourni :

1.º Muriate de magnésie.....	0 gros.	18 grains.		
2.º Muriate de soude	0	25		
3.º Sulfate de magnésie.....	1	4		
4.º Sulfate de chaux........	1	51		
5.º Carbonate de chaux	0	40		
6.º Soufre	0	4	1/2	
7.º Silice.................	0	3	1/2	
8.º Perte	0	8		
	4 gros.	10 grains.		

Chargé par l'Administration supérieure d'analyser les sources de plusieurs Etablissements thermaux;

M. Longchamp fit, en 1839, l'analyse des Eaux-
Chaudes. Il annonçait dans son *Annuaire de* 1840,
qu'il la publierait l'année suivante; mais son travail
n'a jamais paru. Ce chimiste s'est borné à constater
que les Eaux-Chaudes contiennent du sulfure de
sodium, quelques traces d'alcali libre, du sulfate
de chaux et de la silice.

M. Fontan s'occupa aussi, en 1835, de l'analyse
des Eaux-Chaudes; mais il n'a jamais publié le résultat de son travail; il s'est borné à évaluer la
quantité de leur principes sulfureux comparative-
ment aux autres sources des Pyrénées (1).

M. Gintrac, de Bordeaux, a déterminé, au moyen
du sulphydroemètre de Dupasquier, ou pour parler
plus exactement, à l'aide de l'éprouvette de Colar-
deau, graduée d'après le système décimal de M.
Gay-Lussac, la quantité de sulfhydrate de sulfure
de sodium contenue dans nos sources, et le résultat
de ses recherches a été consigné dans le Recueil des
travaux de la Société de médecine de Bordeaux;
cette analyse n'a pas constaté la quantité des autres
principes constitutifs.

Une analyse exacte de nos sources est donc encore
à faire, et il serait d'un grand intérêt qu'un chimiste
expérimenté fut chargé de cet important travail.

L'eau de toutes nos sources est parfaitement lim-
pide et incolore, conserve indéfiniment sa transpa-
rence, a l'odeur des œufs récemment cuits et dé-
gage du gaz azote. Sa température reste toujours la

(1) Recherches sur les Eaux minérales des Pyrénées.

même quelle que soit l'intensité du froid ou de la
chaleur; elle n'a pas varié depuis longues années,
ce qui résulte d'une note de M. Louis, ancien inspecteur, qui m'a été communiquée par son neveu.
Une constatation faite par ce médecin au mois d'octobre 1806, prouve qu'à cette époque toutes les
sources des Eaux-Chaudes, même le *Clot*, avaient
exactement la même température qu'elles possèdent
encore aujourd'hui.

Il n'entre pas dans le plan de cette courte Notice
d'exposer avec détail toutes les hypothèses qui ont
tour à tour été proposées pour expliquer la cause à
laquelle les Eaux minérales doivent leur température. Je ne discuterai donc pas l'opinion de M. Anglada qui attribue la thermalité des sources à des
courants électriques souterrains, ni celle qui lui as-
signe pour cause des volcans éteints depuis long-
temps, opinion soutenue avec un rare talent par M.
Boussingault; mais convaincu de cette vérité aujour-
d'hui bien démontrée que la chaleur de la terre
augmente d'autant plus que l'on pénètre davantage
vers son centre, ce qui a été établi par Laplace et
confirmé par les recherches de M. Arago, je m'arrêterai à cette explication satisfaisante de la chaleur
des sources minéro-thermales. Il résulte, en effet,
des expériences de M. Arago, que la température
de l'eau fournie par les puits artésiens augmente,
à mesure qu'elle arrive des couches plus profondes,
ce qui permet de croire qu'à un point donné la chaleur centrale est tellement élevée que tout, au cen-

tre de la terre, doit être à l'état de fusion, et comme d'après le calcul des astronomes, il paraît démontré que les corps enfouis dans ces profondeurs sont des corps métalliques, ces substances à l'état de fusion communiqueraient aux sources déjà thermalisées leurs principes minéralisateurs; cette opinion n'est peut-être encore qu'une hypothèse, mais elle me paraît la plus satisfaisante et la plus probable.

Je ne m'arrêterai pas non plus à démontrer que la chaleur qui thermalise ces Eaux minérales est de même nature que celle qui est artificiellement communiquée à l'eau par le calorique; je ne saurais admettre que des fleurs plongées dans de l'eau minérale, à une très-haute température, en soient retirées avec tout leur éclat, leur fraîcheur et leurs vives nuances, car il est facile de constater le contraire; je n'admettrai pas davantage que l'on supporte plus facilement la chaleur d'une eau thermale à haute température, que celle de l'eau artificiellement élevée au même degré; car tous les jours nous buvons, non-seulement sans répugnance, mais encore avec plaisir, du bouillon, du thé, du café et d'autres liquides à des températures bien plus élevées que celles des eaux thermales dont on fait habituellement usage. Des expériences que j'ai faites aux Eaux-Chaudes avec M. Amédée Fontan, m'ont prouvé que l'eau de nos sources, soumises aux mêmes conditions, perd sa température aussi rapidement que celle artificiellement ramenée au même degré.

Il y a déjà long-temps que MM. Anglada, Fontan

et Long-Champ, ont démontré le peu de fondement de l'opinion contraire, je n'insisterai donc pas davantage.

Toutes les sources des Eaux-Chaudes charrient une substance organisée qui est la sulfuraire de M. Fontan, et une autre substance, sans trace apparente d'organisation, dont la quantité varie dans chaque source, et qui est connue sous le nom de barégine ou de glairine.

Cette substance umcoïde agit-elle comme médicament? est-elle un remède plus actif que ne semble l'indiquer la réunion des éléments qui la constituent? De nombreuses expériences faites dans ce but peuvent seules résoudre ce problême resté sans solution jusqu'à ce jour.

Je vais signaler dans le Tableau qui va suivre : 1.º le nom des Sources des Eaux-Chaudes; 2.º leur température constatée dans un procès-verbal officiel du 19 Novembre 1846 ; 3.º leur poids de soufre et de sulfure de sodium d'après MM. Fontan et François (13 Novembre 1840) ; enfin leur débit journalier tel qu'il était avant les travaux (13 Novembre 1840) et tel qu'il a été constaté après ces travaux (-19 Novembre 1846).

DÉSIGNATION des Sources.	TEMPÉRATURE centigrade.	POIDS de soufre par litre d'eau.	POIDS de sulfure de sodium.	DÉBIT des Sources en 24 heures.
1.° Le Clot....	à la source, 36,40 au bain.... 35	o g. 0004352	o g. 0007718	1840) 11995 lit. 1847) 23900
2.° Lesquirette . Chaude..	à la source, 36 au bain... 34,40	o g. 0003712	o g. 0006582	1840) 6704 1847) 37600
Tempérée..	à la source , 31,50	idem.	idem.	1840) 4320 1847) 16840
3.° Le Rey....	à la source, 34 au bain... 33,40	o g. 0003200	o , 0005674	1840) 38040 1847) 56160
4.° Baudot	 27	o , 0003712	o , 0006582	—— 3590
5.° Larresseeq.	 25,10	o , 0003442	o , 0006129	—— 5511
6.° Minvielle ...	 11	o , 0000002	o , 0000005	Non jaugée.

Il résulte du tableau qui précède, 1° que malgré leur dénomination (Eaux-Chaudes) qui pourrait faire croire à une température fort élevée et par conséquent à une action très-excitante, nos sources jouissent d'un degré de chaleur très-rapproché de celui du corps, avantage précieux qui permet de les utiliser sans en altérer la température; 2.° qu'on peut employer de préférence telle ou telle source, suivant les indications que présenteront le genre de la maladie, le tempérament et la constitution du malade, suivant le degré d'excitation que l'on a besoin de déterminer; 3.° enfin, que par la différence de leur température qui varie depuis 31,50 jusqu'à 36 degrés centigrades, les Eaux-Chaudes peuvent produire à la fois les effets des eaux sulfureuses faibles et fortes, et déterminer une excitation plus ou moins énergique suivant le besoin.

Ces avantages sont immenses. « Si nous exami-
» nons, dit M. Fontan, quelles sont les eaux qui
» jouissent d'une réputation le plus solidement éta-
» blie, nous voyons que ce sont celles dont la tem-
» pérature se rapproche le plus de celle du corps et
» celles dont la température est constante ; ce fait ne
» s'observe pas seulement dans les différentes lo-
» calités, mais nous voyons que dans une même lo-
» calité ce sont les sources qui se rapprochent le
» plus de ces conditions qui sont les préférées. »
(Recherche sur les Eaux minérales des Pyrénées,
page 125.)

Trois sources, le *Clot*, l'*Esquirette* et le *Rey*,
sont utilisées à la fois pour la boisson, les bains
et les douches de toute espèce ; les autres, *Baudot*,
l'*Arressecq* et *Minvielle* sont avantageusement
employées pour la boisson seulement.

Les sources du Rey, de l'Esquirette et de l'Arressecq, qui d'abord constituèrent seules l'Etablissement, sont connues de temps immémorial ; on
ignore l'époque comme les circonstances de leur
découverte.

Les trois autres n'ont pas une origine aussi ancienne ; celle de Minvielle fut découverte en 1778,
par un Chirurgien-Major de ce nom, breveté pour
les Eaux-Chaudes ; celle du Clot le fut en 1787, par
un pasteur qui crut reconnaître sous ses pas l'existence d'une cavité ; on creusa le terrain à l'endroit
indiqué ; il s'exhala une forte odeur de soufre,
et on découvrit cette précieuse source ; enfin la

découverte de la source Baudot, ne date que de l'année 1821.

Antoine et Théophile Bordeu vantent beaucoup les propriétés médicales des Eaux-Chaudes ; ce dernier a consigné dans ses recherches sur les maladies chroniques de nombreuses observations pour constater leur efficacité dans diverses affections et il ajoute : « Que les Eaux-Chaudes étaient les plus brillantes à la cour de Navarre et qu'elles vieillisaient quand son père et lui en reprirent et renouvellèrent l'usage. »

Antoine de Bordeu appellait la fontaine de l'Arressecq fontaine de salut.

Gaston de Foix, Henri II, et Jeanne d'Albret, Henry IV, Marguerite de Valois et Catherine de Navarre fréquentaient les Eaux-Chaudes et y menaient, disent les mémoires du temps, belle et joyeuse vie (1470 — 1590). On trouve aux Archives départementales plusieurs mandements d'Henry IV datés des Eaux-Chaudes le mois de Juin 1581.

A cette époque, on n'abordait aux Eaux-Chaudes que par un sentier fort étroit creusé dans le roc ; ce voyage n'était pas sans danger, et on n'avait d'autre moyen de transport que les épaules des femmes de Laruns. Bordeu nous a laissé une description pittoresque de cette manière de voyager ; arrivés sur les lieux où il fallait tout transporter, lits et vivres, on ne trouvait pour logement que de mauvaises cabanes, ce qui prouve que nos pères étaient moins exigeans que nous.

La Noblesse de Béarn et les membres du brillant Parlement de Navarre fréquentaient aussi les Eaux-Chaudes; quelquefois même on y voyait arriver des étrangers de distinction; on lit dans les mémoires historiques du Château d'Henry IV, que le duc de Larrochefoucault s'y rendit en 1671, après avoir attendu pendant quelques jours, à Pau, que ses appartements fussent prêts; voici comment l'auteur de cet opuscule plein d'originalité rend compte de ce voyage.

«A l'époque où l'auteur des maximes vint en
» Béarn, il était dans un état de maladie presque
» désespéré; deux mois avant ce voyage, Mme de
» Sévigné écrivait à sa fille dans ce style pittoresque
» que nul ne peut atteindre : » = « *M. de Larroche-*
foucault vous embrasse sans autre forme de
procès et vous prie de croire qu'il est plus loin
de vous oublier qu'il n'est prêt à danser la
bourrée; il est dans son lit n'ayant plus l'espé-
rance de marcher ; son château en Espagne est
de se faire porter dans les maisons ou dans son
carrosse pour prendre l'air; il parle d'aller aux
Eaux ; je tâche de l'envoyer à Digne, d'autres
à Bourbonne. » = « Mais il vint aux Eaux-Chau-
» des alors presqu'inconnues à la cour de France ;
» il était, quand il y arriva, septuagénaire, *perclus de*
» *ses jambes.* Il y *laissa ses béquilles*, vécut près
» de dix ans encore, et put danser la bourrée aux
» noces du jeune marquis de Lafayette».

Mais à cette époque, les Eaux-Chaudes avaient

déjà bien perdu de ce brillant éclat dont elles furent
si long-temps redevables aux Princes de la maison
de Navarre ; on ne s'occupait plus d'elles ; l'établissement n'était plus qu'une cloaque ; on ne trouvait
pour habitations que de mauvaises barraques.

Les Etats de Béarn s'occupèrent enfin des Eaux-
Chaudes qui commençaient à être abandonnées par
les malades. Ils déléguèrent des syndics pour s'assurer de la situation de l'établissement, et voici le
rapport que firent ces délégués : « Au mois d'octo-
» bre 1745, nous nous transportames dans la vallée
» d'Ossau, nous visitames les bains et les logemens
» des Eaux-Chaudes, nous trouvames le tout dans
» un désordre affreux, et il n'est pas possible que
» d'honnêtes gens puissent y résister. » — Les syndics
s'adressèrent aux Jurats de la communauté de Laruns et leur enjoignirent de faire un emprunt pour
reconstruire l'établissement, sans quoi MM. des
Etats s'empareraient des bains, fourniraient les
sommes nécessaires pour leur reconstruction, les
affermeraient et y mettraient un concierge jusqu'à
ce que la province serait rentrée dans toutes les
sommes qu'elle aurait avancées.

La Communauté de Laruns résista pendant long-
temps aux demandes réitérées des États de la province ; toutefois, en 1763, le chevalier de Maucor
fut nommé commandant de la vallée d'Ossau ; il
prit vivement à cœur la restauration des Eaux-
Chaudes où il séjournait la plus grande partie de
la saison ; c'est à ses continuelles et pressantes ins-

tances qu'on doit la construction d'une vaste maison décorée du nom de Château, qui fut bâtie sur l'emplacement des cabanes primitives (1); cette maison existe encore; c'est également à M. de Maucor qu'on fut redevable de l'établissement du Rey et de l'Esquirette, dans lequel on se baignait il n'y a que deux ans. L'adjudication de ces travaux eut lieu le 15 janvier 1781.

Le devis estimatif de ces constructions s'éleva à 150,000 fr. environ, que la commune de Laruns fut forcée d'emprunter

Tout ce qui a rapport à ces constructions et à l'administration des Eaux-Chaudes, depuis l'année 1780 jusqu'au moment où ont été jettés les fondements de l'établissement actuel, a été consigné dans une Notice fort intéressante publiée par M. de Livron, le mois d'août 1857.

Cependant les améliorations dues à M. de Maucor; la construction d'un petit bâtiment entrepris en 1805, pour utiliser la source du Clot, différens travaux exécutés, tous sans ensemble, par les diverses administrations qui se sont succédées, et surtout par M. Dessolle, préfet du département, que la reconnaissance attachait aux Eaux-Chaudes, ne suffisaient plus aux exigences de l'époque, et tandis que tous les autres établissements thermaux des Pyrénées rivalisaient de soins pour attirer les étrangers et leur procurer ce que les Anglais ont si bien

(1) Tous ces renseignements ont été puisés dans les Archives du Département, mises en si bon ordre par M. Ferrou, archiviste.

désigné sous le nom de *confort*, celui des Eaux-Chaudes semblait vouloir rester en dehors de cet élan général. Le Conseil municipal de Laruns, dirigé par M. de Livron et cèdant aux sollicitations réitérées de l'inspecteur Samonzet, ne voulut plus rester en arrière. Activement secondé par M. Le Roy, alors Préfet des Basses-Pyrénées, il décida qu'un plan général de reconstruction serait demandé à M. l'Architecte du département. M. Latapie se mit aussitôt à l'œuvre ; mais, il ne fut pas permis à M. Le Roy de voir la réalisation d'un projet qu'il caressait avec tant d'amour; la mort vint trop tôt l'enlever au département et à ses nombreux amis. Adoptant pleinement les idées de son digne prédécesseur, M. N. Duchatel, dès son arrivée dans les Basses-Pyrénées, se hata de désigner une commission spéciale pour s'occuper de toutes les questions qui se ratachaient à l'établissement des Eaux-Chaudes. Cette commission, dont j'avais l'honneur de faire partie, tint sa première séance, le 7 novembre 1837, sous la présidence de M. le Préfet, s'occupa activement de la reconstruction de l'établissement, désigna l'emplacement où il devait être construit, approuva le beau travail de M. Latapie ; enfin, le 11 octobre 1838, le Conseil municipal de Laruns donnant son assentiment plein et entier aux décisions de la commission, adopta le plan et devis de M. l'Architecte, et fixa sa part contributive aux dépenses à la somme de 140,000 fr. Le gouvernement, grâce à l'active coopération de MM. Pedre et Henri Lacaze,

députés de l'arrondissement d'Oloron, s'engagea
formellement à venir en aide à la Commune de Laruns par une subvention de 80,000 fr. qui a été en
grande partie réalisée ; le département voulut également contribuer à cette dépense et vota 30,000 fr.
qui ont été intégralement payés. Il vient encore de
voter un supplément de 6,000 francs pour le même
objet.

L'adjudication fut enfin donnée. le 7 Juin 1841,
à M. Joseph Lassale Barrere et les travaux furent
presqu'immédiatement commencés; ils seraient même achevés, sans les nombreuses additions que l'on
a été obligé de faire au devis et qui ont occasionné
de fortes dépenses imprévues. Le zèle si ardent de
M. Azévedo, successeur de M. Duchatel, luttait avec
force contre cet obstacle qu'il n'eut pas le temps
de vaincre. Son successeur sera plus heureux que
lui. Cependant la partie de l'établissement qui cor-
respond aux bains et aux douches, la partie thermale, sans nul doute la plus importante, est depuis
deux ans livrée au public et satisfait à toutes les
exigences; encore très peu de temps et il en sera de
même des autres parties de ce superbe monument.

Quelque aride, quelque fastidieuse que soit la
description d'un édifice, surtout lorsqu'elle n'est
pas accompagnée des plans de distribution, des
élévations et des coupes, je vais cependant tâcher de
donner une idée du nouvel établissement thermal
des Eaux-Chaudes, qui fait le plus grand honneur au
talent de M. Latapie.

Cet établissement est construit sur la rive droite
du gave d'Ossau ; il forme un carré d'environ 32
mètres de coté, et renferme une cour également
carrée de 13 mètres en tout sens, au centre de laquelle jaillit une fontaine d'eau commune.

Sa principale façade est exposée au midi et pré-
cédée d'une terrasse qui domine le gave, elle a devant
elle une vue remarquablement pittoresque et acci-
dentée.

Trois batimens demi circulaires contiennent les
réservoirs et les cabinets des bains et des douches;
ils sont respectivement adossés aux deux façades
latérales et à la façade postérieure du batiment prin-
cipal qui se compose d'un rez-de-chaussée, d'un
entresol, d'un premier et d'un deuxième étage.

L'hémicycle, du coté de l'est, n'a qu'un rez-de-
chaussée renfermant le réservoir et les sept cabinets
des bains de la source du Rey.

L'hémicycle, du coté du nord, a deux étages, un
rez-de-chaussée et un soubassement ; le premier
contient les sept cabinets des bains du Clot, et le
deuxième, trois cabinets de douches descendantes
de la même source, et trois autres renfermant les
douches ascendantes, intestinales ou vaginales, des-
servies à volonté par la source du Clot ou par la
source tempérée de l'Esquirette.

Enfin le troisième hémicycle, à l'ouest, est com-
posé, d'un rez-de-chaussée qui renferme les sept
cabinets de la source chaude de l'Esquirette ; d'un
étage intermédiaire où se trouvent, cinq cabinets

de douches alimentées par la même source, par l'eau
froide, ou par le trop plein des trois sources réu+
nies, dont la température peut être élevée à volonté
au moyen de la vapeur : ce même étage renferme
aussi des douches locales, un générateur et des bains
de vapeurs avec tous leurs accessoires; une bouche
de vapeur a été aussi introduite dans chacun de ces
cabinets de douches; enfin le soubassement, renfer-
mé la piscine avec son vestiaire, une douche de
grande élévation et des bains de pieds.

Les trois sources alimentent donc ensemble, 34
cabinets de bains ou de douches et la piscine ; les
douches de toutes les dimensions, descendantes ou
ascendantes, sont dirigées sur toutes les parties du
corps au moyen d'appareils ingénieux dont on a parfaitement calculé la hauteur, le volume, la force
et la direction. L'eau pénètre de bas en haut dans
les baignoires et conserve ainsi ses principes gazeux.

Chaque source a également une buvette en marbre blanc.

Le trop plein des sources se rend dans un réservoir
particulier où l'eau est chauffée à l'aide du générateur, au moyen d'un appareil de chauffe ou ser-
pentin qui en parcourt toute l'étendue ; cette eau,
dont la température est ainsi élevée à volonté,
devient fort utile dans quelques circonstances
particulières pour l'administration de certaines
douches ou pour le service de la piscine.

Cette piscine peut recevoir 20 à 30 malades; elle
a la forme d'un quadrilataire ; ses plus grands côtés

sont deux arcs concentriques , les plus petits côtés
sont droits mais non parallèles.

On y descend par des gradins sur lesquels on peut
s'asseoir.

Cette piscine a {
en longueur réduite... 5 m 5o
en largeur............. 3 m 3o
en profondeur.......... 1

alimentée par le trop plein des réservoirs, elle reçoit
l'eau à la température des sources , ou chauffée à
volonté au moyen de la vapeur; une douche de haute
pression y a été placée pour l'utiliser suivant l'indication.

L'établissement possédera ainsi , outre les bains
et les douches minéro-thermales, des bains et des
douches de vapeur; des bains froids ; des bains
russes et des douches écossaises ; enfin , tous les
moyens d'hydrothérapie connus jusqu'à ce jour;
on pourra les faire fonctionner pendant la saison
prochaine.

Tous les traveaux de captage , d'aménagement et
de conduite ont été dirigés et exécutés d'après les
conseils et sur les plans de M. François , ingénieur
des mines , par M. Latapie , architecte du département.

Les sources dont les griffons ont été saisis à leurs
points d'émergence dans la roche granitique, sourdent à peu de distance du nouvel établissement où
elles ont été conduites par des tuyaux en terre ver-
nissée, renfermés dans des caisses de bois parfaitement closes, ainsi plongées dans un bain d'où elles

parcourent des galeries souterraines et voutées, que l'on peut parcourir en entier pour s'assurer de l'état des travaux.

Au moyen de ces minutieuses précautions, les sources n'ont rien perdu de leur température ni de leurs principes minéralisateurs et leur débit a considérablement augmenté ; car celles du Rey, du Clot et de l'Esquirette qui avant les travaux ne débitaient pendant 24 heures que 66,739 litres d'eau , en débitent aujourd'hui 136,500, et ce débit augmentera probablement encore.

L'entresol de l'Établissement renferme le logement des gens de source, toujours ainsi à portée des sources auxquelles ils sont attachés. Le premier étage contient de vastes salles de réunion indispensables dans un établissement public , et plusieurs appartements qui seront plus tard distribués ; enfin on trouve dans le second étage, vingt-six lits de maître ou de domestique qui seront loués aux malades.

On a ménagé dans l'intérieur de l'Établissement de vastes galeries bien closes où les malades peuvent se promener à l'abri du soleil, du froid et de la pluie; cette promenade leur est fort salutaire surtout lorsqu'ils vont prendre leurs bains ou qu'ils viennent d'en sortir. Bien éclairées pendant la soirée, ces galeries deviennent le rendez-vous des baigneurs ; on y improvise quelquefois des petits bals au son du violon parfois discordant de l'aveugle de Laruns ou de quelques ménétriers nomades de la vallée.

Dès que les travaux de l'Établissement seront

entièrement achevés, on s'occupera de l'embellis-
sement des fontaines de l'Arressecq, de Baudot et
de Minvielle, très rapprochées de son enceinte ; on
facilitera aussi les abords de l'Établissement qu'on
entourera de jolies promenades.

Avant la première révolution, le service médical
des Eaux-Chaudes réuni à celui des Eaux-Bonnes,
était confié à un médecin breveté par le gouvernement. Le premier inspecteur de ces deux établissements fut M. Minvielle, ancien chirurgien-major
du régiment de Poitou ; il fut nommé le 15 sep-
tembre 1770, à la demande de Théophile Bordeu ;
il eut pour successeur M. Làa, médecin d'Arudy,
auquel on donna pour intendant-adjoint, en 1788,
M. La Rivière qui perdit sa place au moment de la
révolution. M. Làa continua son service pendant
cette époque difficile ; le 25 thermidor an X, le
premier Consul le nomma définitivement inspecteur des Eaux-Bonnes et Chaudes, mais en raison
de son grand âge et de ses infirmités, on lui donna
pour adjoint M. Louis, médecin fort distingué
d'Oloron qui, aux termes de l'arrêté devait, de
plein droit et sans autre formalité, devenir inspecteur à la place de M. Làa dont il fit toujours le service ; cet état de choses ne dura pas long-temps, car
le gouvernement impérial ayant jugé convenable,
dans l'intérêt du service, de diviser les deux inspec-
tions, nomma par un arrêté du 12 décembre 1806,
daté du quartier impérial de Posen, M. Louis, inspecteur des Eaux-Bonnes, et confia l'inspection

des Eaux-Chaudes à M. La Rivière médecin et ancien maire de Laruns. M. Làa fut en même temps nommé médecin honoraire des deux établissements. En 1820 , l'administration persuadée que M. La Rivière à cause de son grand âge ne pouvait plus s'occuper de la direction des Eaux - Chaudes lui donna pour successeur M. Samonzet ; cet inspecteur dont l'Établissement gardera toujours un précieux souvenir , l'administra jusqu'en 1859 , époque de sa mort. Il fut remplacé par M. Baile dont la mort prématurée arriva en 1846 ; c'est à cette époque que le gouvernement voulut bien me nommer à sa place, après onze années de stage comme inspecteur adjoint.

Le petit village des Eaux-Chaudes se compose aujourd'hui de dix-huit maisons bâties avec plus ou moins d'élégance; toutes ne sont pas également belles également bien meublées, mais ne faut-il pas des logements pour toutes les fortunes. M. le docteur Lafaille , propriétaire de l'hôtel de France , construction récente et d'une architecture fort élégante, n'a rien négligé dans la distribution intérieure ni dans l'ameublement de tout ce qui séduit les étrangers; l'hôtel des Pyrénées tenu par M. Fitte qui a introduit aux Eaux-Chaudes de nombreuses améliorations , celui de M. Baudot où l'on trouve de fort jolis appartements nouvellement construits , les maisons Bussy, Larqué; Bayle et Gassiole, l'ancien château dont M. Barés est à la fois propriétaire et fermier offrent aux malades des logements comodes et agréables, bien tenus et proprement meublés. Les propriétaires de toutes ces maisons rivalisent de zèle et d'empressement pour attirer chez eux les étrangers et leur procurer tout ce qui peut leur être nécessaire.

Le prix des logements est fort modéré surtout depuis que le nombre des constructions a augmenté.

On mange ordinairement à table d'hôte à moins qu'on n'aime mieux se faire servir dans ses appartements. La table d'hôte est parfaitement servie; les malades qui aiment à faire leur ménage chez eux, trouvent aux Eaux-Chaudes des magasins de comestibles bien approvisionnés. Je citerai principalement celui de M. Fitte. Les habitans des villages voisins apportent, chaque jour, aux Eaux-Chaudes, du lait, des fruits, des légumes, des œufs, de la volaille, d'excellentes truites, d'une réputation justement méritée, que fournissent en abondance les lacs voisins et le gave de Gabas. Les bouchers de Laruns y portent aussi, chaque matin, du veau et surtout du mouton d'une qualité supérieure.

On trouve pour parcourir nos environs, si variés et si pittoresques, des voitures et des chevaux qu'on peut louer au mois, à la journée ou à la course; on trouve également d'excellens guides pour explorer nos montagnes et leurs richesses naturelles.

Les cérémonies de la religion catholique sont célébrées dans une modeste chapelle, construite pendant l'administration de M. Dessolle; elle est placée

sous le puissant patronage de la Reine des Anges;
M. le Curé de Laruns et un grand nombre d'Ecclé-
siastiques qui font habituellement usage des eaux,
y célèbrent l'office divin; aussi les malades peuvent-
ils chaque jour accomplir leurs devoirs religieux.

L'administration des Postes a établi aux Eaux-
Chaudes un bureau de distribution pour la cor-
respondance et les journaux des baigneurs; on
peut y affranchir les lettres pour la France et pour
l'étranger. Le service se fait avec la plus scrupuleuse exactitude; la dépêche arrive tous les matins
à huit heures, elle est apportée de Laruns, bureau de la Direction, par un facteur qui repart à
dix heures et demie; comme la distribution se fait
immédiatement, on peut répondre par le retour
du courrier. Un double service aura lieu pendant la saison prochaine; les améliorations que
l'administration des postes introduit chaque jour
dans le service des dépêches profiteront sans nul
doute à l'Etablissement, et tout porte à croire
qu'il obtiendra avant peu une Direction, surtout
s'il acquiert cette importance qui lui est incontestablement réservée.

L'exercice est d'une incontestable utilité pour
les malades; il leur procure des jouissances et des
distractions aussi agréables que nécessaires; c'est
pour cette raison qu'on a ménagé avec soin des
promenades dans tous les établissements thermaux.
(1) Je n'en ferai pas ici la minutieuse description;

(1) On en trouve plusieurs aux Eaux Chaudes.

je citerai seulement la promenade située au devant
du Château où viennent, sur des bancs placés à
de petites distances comme de courtes étapes, se
reposer les malades les plus éclopés, pour jouir
d'un soleil réparateur, et respirer cet air pur et
vivifiant qui augmente leurs forces et accroît leur
énergie. C'est ordinairement sur cette promenade,
appelée du nom d'Henry IV qu'ont lieu les jeux
et les amusements rustiques, et où des groupes
de jeunes garçons et de jeunes filles, dans leur
costume original, chantent en chœur quelques
vieilles ballades et renouvellent ces danses anciennes
où l'adresse le dispute à la force et la grâce à
l'agilité

Je citerai également la promenade située sur la
rive gauche du gave, en face de l'Établissement,
où l'on trouve de délicieuses cascatelles et le petit
moulin en ruines du bon Samonzet; on lui a donné
le nom d'un homme de bien, aujourd'hui gouverneur de la banque, M. Dargout, qui laissa aux
Eaux-Chaudes tant de souvenirs de son inépuisable
bienfaisance.

Je mentionnerai aussi le joli plateau de Minvielle
où se trouve la fontaine de ce nom, les nombreuses
allées qui en partent et qui y aboutissent, dues en
partie aux soins du docteur Baile et le petit ha-
meau de Goust perché sur le sommet de la montagne comme le nid d'un vautour. On y arrive par un
petit sentier creusé au cœur même des rochers, et
on éprouve la plus délicieuse surprise lorsqu'on

découvre au haut d'une montagne aride, une belle
végétation , de riches paturages , de nombreux
châlets et des terres soigneusement cultivées. Les
habitants de Goust sont tous pasteurs, et la fortune
s'y compte comme au temps des anciens patriarches
par le nombre des troupeaux.

Oublierai-je la remaquable grotte des Eaux-Chaudes que tous les étrangers aiment tant à visiter ;
Gabas, lieu solitaire où au commencement du 12.ᵉ
siècle Gaston IV fonda un hopital pour les voyageurs;
Gabas avec ses magnifiques forêts de sapins , son
torrent impétueux et sa carriére de marbre d'une
éblouissante blancheur; le riant vallon de Brousset,
la maison hospitalière qui le termine, située à l'extrême frontière, nouveau S.ᵗ Bernard, qui a recueilli
tant de voyageurs engourdis par les neiges; la plaine
de Bious, celle du Roumiga, inépuisable trésor pour
le botaniste ; enfin le géant d'Ossau , ce Pic du
midi à 2,900 mètres au-dessus de l'océan , dont
l'ascension quoique difficile n'effraye pas le touriste;
tous ces pics majestueux. ces magnifiques cascades,
ces torrents souvent dévastateurs ; je renonce à les
décrire parce que les impressions qu'ils font naître
ne se traduisent pas et que la surprise et l'admiration qu'ils excitent est toujours au-dessus de toute
description humaine.

Les terrains qui avoisinent les Eaux-Chaudes
offrent au minéralogiste les plus abondantes richesses; ils sont aussi d'un grand intérêt pour le
botaniste. La végétation est fort belle dans ces

montagnes , les plantes Pyrénéennes les plus rares
y fleurissent à chaque pas. La flore ossaloise a été
parfaitement étudiée par le botaniste distingué de
la vallée, Gaston Sacaze, qui a recueilli une riche
collection de plantes les plus curieuses ; il la met
avec la plus aimable obligeance à la disposition
de ses nombreux visiteurs et se fait un plaisir de
leur communiquer les observations qu'il a faites
en explorant ces montagnes. L'art de guérir em-
prunte aussi à ces contrées les plantes médicinales
les plus utiles ; la digitale , la belladone , les diverses espèces de gentiane, la jusquiame, la douce
amère et plusieurs autres dont les principes actifs
doivent au lieu qui les voit naître leur force et
leur énergie.

Jusqu'en 1847 , les sources des Eaux-Chaudes
avaient toujours été mises en ferme (1). Leur produit annuel en 1787 était déjà de 3,200 fr. , et il
s'était insensiblement élevé en 1840 jusqu'à 8,000 f. ;
mais il n'avait jamais été possible de connaître exactement ni ce qu'elles produisaient au fermier, ni le
nombre des bains distribués pendant chaque saison,
ni celui des malades qui fréquentaient annuellement
l'Etablissement. Pendant les deux années qui viennent de s'écouler (1847 - 1848) elles ont été régies
pour le compte de la commune propriétaire, par un
agent désigné par elle et nommé par M. le Préfet.

_____

(1) Lorsque M. de Maucor prit la direction de l'Etablissement,
elles ne rapportaient que 500 francs.

Il a été distribué en 1847 :

3,525 Bains de première classe, à 1 fr. , qui ont produit 3,525 fr.   c,
10,411 idem. de deuxième ,   à 0   50 c 5,205   50
1,995 idem. de troisième,   à 0   25 c........... 498   75

15,931   9,229 fr. 25 c.

2,040 à des indigents munis de certificat d'après les formes exigées par le Règlement.

17,971

Il a été également distribué en 1848 :

2,867 Bains de première classe.................... 2,867 fr.   c.
11,588 idem. de deuxième 5,794
2,989 idem de troisième......................... 747   25

17,444   9,408 fr. 25 c.

2,024 à des indigents

19,468

La lecture du tarif expliquera à mes lecteurs, la classification des baigneurs et leur fera connaître quelles sont les personnes à qui l'usage des eaux est accordé gratuitement.

En 1847, il y a eu 1,255 Baigneurs inscrits sur le registre.
136 indigents

1,391

En 1848 , ... 1,287 inscrits.
132 indigents.

1,419

Ces chiffres ne donnent pas exactement le nombre

des individus qui sont venus aux Eaux-Chaudes, car une inscription comprend quelquefois tous les membres d'une famille, et on n'inscrit pas les personnes qui accompagnent les malades, sans cependant se baigner.

Les dépenses de la régie, qui comprennent l'éclairage, le combustible pour le chauffage du linge, les frais de bureaux et les remises du régisseur, s'élèvent annuellement à mille francs environ.

La boisson de toutes les sources est gratuite ; en 1847, on l'avait soumise à un droit de perception ; cette taxe, quoique minime et appliquée avec beaucoup de ménagement, donna lieu à de nombreuses plaintes ; aussi l'administration crut-elle devoir la supprimer ; elle avait produit en 1847 la somme de 1,091 fr. 50 cent.

Je termine cette première partie de mon travail en faisant connaître le Tarif arrêté par l'Administration départementale pour le prix des bains et des douches des Eaux-Chaudes.

TARIF.

Le prix de chaque bain ou douche sera perçu d'après le tarif suivant, savoir :

Celui de chaque bain ou douche, à l'exception des bains pendant les 7, 8 et 9.me heure du matin :

1.° Pour les manouvriers, les domestiques, les laboureurs allant à la journée, pendant toute l'année, à vingt-cinq centimes ;

2.° Pour les artisans et les propriétaires laboureurs , dans toutes les saisons de l'année , à cinquante centimes.

3.° Pour les personnes de toute autre classe, à un franc.

Le prix du bain pendant chacune des trois heures ci-dessus indiquées sera pour tous d'un franc.

La boisson sera gratuite.

Le prix d'une douche suivie d'un bain dans le même cabinet, est de vingt-cinq centimes en sus du prix du bain pour les deux premières catégories de personnes ci-dessus , et de cinquante centimes pour la troisième.

Le bain de pieds , pris immédiatement après le bain se paiera dix centimes.

Celui pris isolément à l'établissement, vingt cent.

Le bain de pieds, emporté hors de l'établissement quinze centimes.

Le bain à vapeur, y compris le lit, deux francs.

Le même bain , sans le lit , un franc.

PISCINE.

Il est interdit de faire baigner plus de dix personnes à la fois dans la Piscine.

Jusqu'à ce nombre, chaque individu paiera pour son bain vingt centimes.

Quiconque demandera un bain pour lui seul dans la Piscine, paiera trois francs par heure.

Pour jouir de la faveur qui leur est accordée par l'article précédent , les artisans , manouvriers et domestiques doivent présenter un certificat du Maire de leur commune , visé par le Sous-Préfet , constatant leur qualité ou profession.

Les contestations qui pourraient s'élever entre le fermier et les malades peu aisés sur la classification de ces derniers et sur le prix qu'ils doivent payer leurs bains, ainsi que celles auxquelles pourrait donner lieu la classification des individus mentionnés aux deux articles suivans, sont jugées par M. l'Inspecteur, le Maire et le Commissaire de police entendus, sauf recours à l'Autorité supérieure.

Les enfans au-dessous de dix ans peuvent se baigner dans la même baignoire avec leurs parens du même sexe, sans que cette circonstance puisse élever le prix du bain.

Les militaires en activité de service au-dessous du grade de sous-lieutenant ; ceux de la même catégorie blessés au service de l'État ou qui y ont contracté des infirmités , reçoivent gratuitement le secours des bains, indépendamment des conseils et des soins gratuits du médecin.

Jouissent de la même faveur depuis le 1.er octobre de chaque année jusqu'au 1.er juillet de l'année suivante, les indigens porteurs d'un certificat du Maire de leur commune , indiquant leur signalement et attestant leur indigence, lequel certificat ne leur est délivré que sur la déclaration du percepteur, constatant s'ils sont ou non portés sur les rôles des contributions, et indiquant , dans le premier cas , la quotité de la contribution payée, non par le porteur du certificat, mais par le chef de sa famille. Tout contribuable dont la cote ainsi indiquée dépasse 5 francs ne pourra être réputé indigent.

Ce certificat, pour être valable, devra être visé par le Sous-Préfet et le Préfet. Toutefois le séjour des indigens ne pourra se prolonger au-delà d'un mois

Les habitans de la commune de Laruns qui sont reconnus par leur Médecin ou Chirurgien avoir besoin des eaux, en produisent une déclaration visée par le Maire, et les prennent gratuitement, en se conformant en outre aux dispositions de l'article 5.

Il ne peut, sous aucun prétexte, être perçu des prix supérieurs à ceux déterminés ci-dessus, ni être rien exigé des individus auxquels l'usage des eaux est accordé gratuitement.

Les porteurs ne pourront exiger au-delà de 50 centimes y compris le loyer de la chaise pour aller au bain et en revenir.

DEUXIÈME PARTIE.

Opinionum commenta delet dies ;
naturæ judicia confirmat.

Cicero de natur.1 deorum.

Je ne me suis occupé jusqu'ici que de la partie
historique de mon travail, j'aborde actuellement
sa partie médicale sans nul doute la plus importante ; je ne m'arrêterai pas long-temps à discuter
des théories toujours plus ou moins contestables,
j'aime mieux laisser parler les faits qui découleront
de mes observations et qui seront ainsi le raisonne-
ment et la preuve.

L'expérience de tous les temps et les observations de chaque jour démontrent jusqu'à l'évidence
que les Eaux minéro-thermales sont un des plus
puissants et des plus énergiques remèdes employés
contre les maladies chroniques ; mais comment agit
cet agent théropentique ? agit-il comme stimulant
et au moyen d'une excitation révulsive ? agit-il plutôt comme antiphlogistique et hyposthénisant ?
quels sont les principes constitutifs des sources,
leurs éléments chimiques qui dans telle ou telle

circonstance agissent et manifestent leur puissance? quel est en un mot le rapport d'action chimique ou dynamique de telle ou telle source avec les causes morbides qu'elles enrayent, amendent, annihilent, détruisent ou aggravent?

Quelque partisan que nous soyons, pour expliquer l'action dynamique de nos sources, de la doctrine de l'excitation révulsive minérale dont nous avons depuis long-temps constaté les effets souvent si manifestes, nous ne pouvons cependant pas nous empêcher de convenir que ce mode d'action ne saurait être exclusif, car il n'y a pas en médecine de principes absolus, et M. Léon Marchant, qui a soutenu et développé avec tant de logique cette doctrine de l'excitation, a été lui-même obligé de reconnaître que les Eaux minérales à faible température sont dépressives de la chaleur animale, qu'elles sont antiphlogistiques parce que leur température est inférieure à la notre. C'est ainsi qu'agit la source tempérée de l'Esquirette, employée avec tant de succès en douches ascendantes dans les affections utéro-vaginales, même les plus inflamatoires. Nous croyons donc qu'il est impossible de ratacher toujours à la même doctrine le mode d'action des eaux minérales, car souvent elles agissent au moyen d'une action dont nous apercevons bien les effets, mais dont la nature échappe à toutes nos théories. Aussi, au milieu de cette incertitude, devons-nous convenir que nous ne sommes guère plus avancés aujourd'hui qu'au temps où Théophile Bordeu, ce judicieux observateur qui avait tant étudié les eaux minérales disait : « Il reste à découvrir les moyens » de décider, en voyant une maladie, si elle est cura- » ble, si elle peut être guérie par nos eaux, quelle » espèce mérite la préférence dans chaque cas, et » quel est le mécanisme ou la raison de ses effets. »

Quels que soient les progrès de la chimie moderne, cette science n'a pas dit encore son dernier mot; et quoique à chaque instant elle apporte un nouveau tribut pour la solution du difficile problême qui nous occupe, combien n'existe-t-il pas encore dans les Eaux minérales de substances qui jusqu'à ce jour ont échappé à l'analyse, et cependant quelle action puissante ces élémens constitutifs ne doivent ils pas avoir sur l'organisme ? Ce n'est qu'en 1825 et 1826 que l'iode et le brome ont été découverts dans quel- ques eaux minérales et cependant que de siécles avant la découverte d'Angélini l'action de ces subs- tances énergiques ne produisait-elle pas ses salutaires effets sur l'économie ? La présence de l'arsenic dé- montrée par M. Walchner et Figuier dans les eaux minérales de l'Allemagne, par MM. Chevalier, Ca- ventou, par notre collègue M. Lemonnier et par tant d'autres médecins dans celles de la France et de l'Algérie, n'ouvre-t-elle pas une nouvelle voie à nos investigations, n'est-elle pas un nouveau jalon posé sur cette route difficile de l'observation ? Le temps n'est peut-être pas éloigné où dévoilant de nouveaux secrets, l'analyse chimique nous donnera la clef d'un grand nombre de phénomènes inexpliqués jusqu'à ce jour; alors nous ne serons plus forcés de dire avec Fourcroy, que *l'analyse chimique ne nous montre* que le cadavre des eaux minérales.

Mais ce moyen d'observation, évaluant *à priori* les vertus et la puissance des eaux minéro-thermales, aura toujours besoin de secours de l'observation chimique qui juge *à posteriori*; et ce n'est que par de nombreuses observations rédigées avec impartialité, exactitude et bonne foi, qu'on connaîtra exactement les effets physiologiques et thérapeutiques des diverses sources, et qu'on évitera les nombreuses erreurs qui se commettent dans l'emploi d'un moyen si énergique, et dont l'administration inconsidérée peut engendrer les plus fâcheuses conséquences.

L'expérience déjà fort ancienne démontre chaque année : 1.º que les Eaux-Chaudes sont très-avantageusement employées contre les rhumatismes les plus intenses et les plus invétérés, la goutte, les diverses maladies des articulations, les scrofules, les affections gastro-intestinales et hépatiques, les névralgies en général et les névroses du tube gastro-intestinal.

2.º Qu'elles réussissent fort souvent contre la chlorose, les maladies utéro-vaginales et celles des voies urinaires.

3.º Qu'elles combattent quelquefois avec succès les paralysies, *quelles que soient leur cause.*

4.º Que les maladies contre lesquelles les Eaux-

Chaudes sont non seulement impuissantes, mais
encore fort souvent nuisibles, sont les affections
organiques du cœur et des gros vaisseaux, celles
où les tissus éprouvent déjà un commencement
de désorganisation squirreuse ou cancéreuse,
les paralysies, lorsqu'elles peuvent être attribuées
à un ramollissement ou à une altération profonde
du cerveau ou de la moëlle épinière, enfin le mal
vertébral de Pott.

L'action dynamique des Eaux-Chaudes s'exerce,
en modifiant leur vitalité, sur les deux plus vastes
surfaces de l'économie, la peau et les membranes
muqueuses ; elle est par conséquent très active ; le
plus souvent excitante, elle devient ensuite sédative
et calmante; elle active et augmente les secrétions et
les excrétions, provoque les évacuations alvines, les
sueurs, les urines, les menstrues, le flux hémorroïdal, détermine quelquefois des éruptions qui offrent tous les caractères de la miliaire, de l'ur-
ticaire, ou de la scarlatine; aussi agit-elle toujours
avec d'autant plus d'efficacité que la cause à combattre dépend de la rétrocession du principe herpétique ou rhumatismal, de la suppression des
menstrues, du flux hémorroïdal, ou de toute
autre hémorragie, de la cicatrisation d'une plaie,
d'un ulcère ou d'un exutoire.

La constitution athmosphérique exerce une
grande influence sur les divers moyens que la
nature emploie pour déterminer les crises heureuses qui amènent la guérison. Pendant les sai-

sons chaudes et humides, on voit survenir d'abondantes évacuations alvines ou urinaires, tandis
que dans les temps secs et chauds, ce sont surtout
les éruptions miliaires et d'abondantes sueurs qui
se déclarent.

Ces efforts de la nature en vue de la guérison
ne sont pas toujours manifestes; combien de fois
n'a-t-elle pas lieu sans crise apparente. Le malade
ne décèle en lui aucun changement appréciable,
et cependant son état s'améliore et il obtient sa
guérison.

Souvent aussi cette action excitante des Eaux-
Chaudes est trop active, trop énergique, et il faut
la modérer en diminuant la quantité de la boisson,
en abrégeant la durée du bain ou de la douche,
en suspendant même pour quelques jours tout
traitement; sans toutes ces précautions, la maladie
s'aggrave, des symptômes alarmans se manifestent,
les malades se découragent, et si on ne parvient
pas à leur persuader que ces symptômes sont
les avant-coureurs de la guérison, ils partent pré-
cisément au moment où le remède va exercer
sur eux sa bienfaisante influence. C'est ce qui
arrive chaque année à leur grand détriment.

Quelquefois aussi, et par un excès contraire,
ceux qui éprouvent ces excitations momentanées
augmentent leur intensité, en buvant immodérément l'eau minérale, en prolongeant la durée de
leur bain ou de leur douche, et loin de modérer
des effets qui, contenus dans de justes limites,

auraient été salutaires, aggravent ainsi leur état
et rendent la guérison bien plus difficile, souvent
même impossible.

Voilà bien des écueils à éviter, car ils enlèvent
à nos sources le mérite d'un grand nombre de guérisons.

L'action curative des eaux minéro-thermales est
quelquefois très-lente, et ses effets ne se manifestent que long-temps après qu'on en a cessé l'usage;
c'est ce qu'on peut constater chaque saison aux
Eaux-Chaudes, comme dans la plupart des établissements thermaux.

La durée du traitement varie aux Eaux-Chaudes
entre neuf et vingt jours. Quelques malades,
en petit nombre cependant, prennent 30 et 35 bains
et même davantage. Il est prudent d'en suspendre
l'usage pendant l'écoulement des menstrues. La
durée de chaque bain doit être calculée suivant les
indications; elle varie depuis quinze minutes jusqu'à une heure; celle de la douche est ordinairement d'un quart d'heure qu'il faut rarement dé-
passer, car les douches trop prolongées produisent
souvent une excitation trop active dont il est quelquefois difficile de calmer les effets ; « Je me défie
» des douches prolongées, dit le savant Inspecteur
» du Mont-d'Or, et au besoin je pourrais rappor-
» ter des observations qui motiveraient cette dé-
» fiance. »

Il est quelque fois imprudent de faire frapper la
douche sur l'endroit correspondant à l'affection que

l'on veut combattre, c'est surtout lorsqu'il existe un certain degré d'excitabilité; les douleurs qu'elle occasionne alors sont intolérables, et c'est sans doute la douche ainsi appliquée que Mme de Sévigné appelait *un avant goût du purgatoire*. Samonzet, juge bien compétent, administrait la douche avec la plus grande réserve.

Cependant lorsqu'on a bien constaté l'état d'atonie d'une tumeur ou d'un engorgement, lorsqu'on veut combattre une affection indolente, on peut, on doit même, agir activement pour provoquer et déterminer l'excitation nécessaire à la résolution de ces tumeurs indolentes, de cet état atonique, de ces engorgemens inertes.

On ne saurait croire les merveilleux et prompts effets que produisent les douches ascendantes intestinales ou vaginales. Ici la prudence est encore de toute nécessité ; la force d'impulsion, le volume, la température, tout doit être l'objet d'une attentive surveillance.

La manière la plus active et sans contredit la plus efficace de faire administrer les Eaux minérales, est celle qui consiste à les faire prendre en boisson, aussi exige-t-elle une scrupuleuse attention ; il faut surtout ici tenir compte des effets physiologiques et thérapeutiques que son action dynamique doit produire sur la muqueuse gastro-intestinale, pulmonaire, cystique ou utérine dont elle va si activement modifier la vitalité, il faut toujours ici procéder par tâtonnemens ; aussi la dose de boisson dont chaque malade doit faire usage va-

riera-t-elle suivant les indications, suivant son tempérament, suivant surtout l'affection dont il est atteint; dans les lésions gastro-intestinales, la quantité
du liquide ingéré dans l'estomac doit être bien moindre que lorsqu'on doit combattre une affection herpétique ou rhumatismale, que lorsqu'on l'emploie
contre la gravelle ou les autres maladies des voies
urinaires. On boit ordinairement deux verres d'eau
le matin avant le bain et deux le soir à une heure
d'intervalle. Il y a cependant des malades, surtout les
gens de la campagne, qui boivent jusqu'à 25 et 3o
verres d'eau par jour, ce qui leur occasionne souvent les plus graves accidents et à chaque instant
on peut constater l'exactitude de cette judicieuse
observation qui se trouve dans la 7.me lettre de
Théophile Bordeu à M.me de Sorbério : « Combien
» n'y a-t-il pas de pauvres gens qui crèvent pour se
» trop gorger d'eau qu'ils payent, disent-ils, assez
» cher pour en boire une bonne dose. »

J'ai pu me convaincre, depuis long-temps, aux
Eaux-Chaudes, de la vérité de cette remarque de
M. Fontan, que les eaux des différentes sources
sont supportées d'autant plus facilement qu'elles
sont moins alcalines.

Il arrive un moment où le malade est saturé
d'eau minérale, où la boisson prise avec répugnance fatigue l'estomac, occasionne de la séche-
resse et de la chaleur à la peau, détermine une grande
faiblesse musculaire et une agitation insolite; il faut
alors se hâter d'en discontinuer l'usage si on ne veut
pas s'exposer à de fâcheux accidents : il faut aussi,

TABLEAU STATISTIQUE des principales affections que j'ai traitées aux Eaux-Chaudes, en 1846 et 1847.

DESIGNATION des MALADIES.	NOMBRE de chaque maladie.	NOMBRE des malades guéris.	NOMBRE des malades soulagés.	NOMBRE des malades traités sans succès.	NOMBRE des malades dont l'état s'est aggravé.	NOMBRE des Malades guéris, soulagés ou morts après le départ.
1°. Rhumatismes musculaires ou articulaires	216	64	97	49	»	16 guéris.
2°. Goutte	4	1	3	»	»	»
3°. Maladie des articulations	22	6	10	4	2	»
4°. Scrofules	42	16	12	10	4	6 soulagés.
5°. Gastro-Enterites chroniques	84	27	38	12	5	4 morts.
6. Gastro-Enteralgies	36	16	12	4	4	»
7°. Névralgies	16	2	10	4	»	»
8°. Affections Squirreuses et Cancéreuses	12	»	2	9	1	5 morts.
9°. Clorose et maladies utérines	86	32	04	8	6	8 guéries.
10°. Paralysies	12	4	3	3	2	1 mort.
11°. Mal de Pott	3	»	»	2	1	»
12°. Maladies sans siège déterminé	102	30	62	10	»	5 morts, 8 guéris.
	629	198	289	115	25	

quand on doit cesser l'usage des eaux diminuer graduellement la dose de la boisson.

CHAPITRE I.er

Rhumatisme et Goutte.

Les affections rhumastismales figurent en tête de mon tableau statistique, parce qu'elles affectent près de la moitié des malades qui viennent chaque année demander aux sources des Eaux-Chaudes la guérison ou le soulagement de leurs maux. Quoique sujette à récidiver, cette douleureuse maladie trouve dans notre établissement une guérison sûre et durable; je connais bon nombre d'individus chez lesquels elle ne s'est plus montrée depuis douze ans quoique avant de recourir à nos sources, ils eussent éprouvé à des intervalles très rapprochés plusieurs atteintes intenses de cette maladie. J'en ai même rencontré un qui revenait aux Eaux-Chaudes en 1846, pour un rhumatisme qui 27 ans auparavant avait été guéri par leur emploi et qui depuis cette époque n'avait plus récidivé; il éprouva bien vite un grand soulagement et depuis (Juillet 1846) sa guérison persiste.

L'état d'acuité de cette maladie n'est pas toujours une contre indication à l'emploi des Eaux-Chaudes, remarque qui n'avait pas échappé à Bordeu : « Il est » constaté, dit-il, par une foule d'expériences que » les maladies aiguës même les très aiguës peuvent » être guéries par nos eaux; » c'est ce dont j'ai aussi constaté plusieurs fois l'exactitude.

Souvent les douleurs rhumatismales s'exaspèrent

pendant les premiers jours du traitement, ce qui est presque toujours d'un bon augure ; on doit attribuer cette exarcerbation à l'action excitante de l'eau thermale qui stimule le système cutané, augmente sa vitalité et prélude à la guérison au moyen d'un effort salutaire ; il ne faut donc pas suspendre pour cela le traitement, car l'amélioration ne tardera pas à se manifester. Il y a cependant des malades qui n'éprouvent de soulagement qu'après avoir cessé leurs bains et même long-temps après.

En général, quelqu'intenses que soient les douleurs rhumatismales, elles sont momentanément calmées pendant l'immersion, et n'augmentent que lorsque le malade est sorti du bain.

PREMIÈRE OBSERVATION.
1836.

=

M. Jacq. Etch...... âgé de 32 ans, d'un tempérament sanguin et d'une constitution robuste, s'exposant nuit et jour aux rigueurs de toutes les saisons, est atteint depuis huit jours d'un rhumatisme général ; ses douleurs sont atroces ; il lui est impossible d'exécuter le moindre mouvement ; il n'a pas un instant de repos, pas une minute de sommeil ; la céphalalgie et la fièvre sont intenses. Je redoutais de plonger ce malade dans un bain et de lui faire boire de l'eau minérale, mais fort de l'autorité de Bordeu dont j'ai tout-à-l'heure fait connaître l'opi-

nion , je lui fis administrer un bain de demi heure
à la source du Rey, et deux verres d'eau du Clot,
toutefois, *après lui avoir pratiqué une large saignée*. Il supporte très-bien le bain , ses douleurs
diminuent pendant l'immersion. Le 2.e et le 3e jour
même traitement ; il y a un peu de calme et de
sommeil ; après six bains dont on augmente chaque jour la durée , l'amélioration est grande , le
malade boit quatre verres d'eau par jour; il commence à exécuter quelques mouvements sans trop
de douleurs ; le sommeil et l'appétit reviennent :
Les *urines coulent avec une grande abondance
et déposent une quantité considérable de sédiment ;* enfin, l'amélioration fait chaque jour
de nouveaux progrès et après 20 bains le malade est parfaitement guéri.

Depuis cette époque , M. Etch...... a toujours
été bien portant , chaque saison il vient passer
huit jours aux Eaux-Chaudes par précaution et
par reconnaissance.

DEUXIÈME OBSERVATION.

1838.

==

M. de Lac....., âgé de 54 ans , d'un tempérament nerveux est atteint depuis 2 ans d'un rhumatisme qui , il y a quinze jours, a pris une forme
sub-aiguë ; ses douleurs sont intolérables ; il désire
se rendre aux Eaux-Chaudes , mais on craint ,
tant il souffre , qu'il ne puisse supporter le vo-

yage (14 lieues). Il se décide cependant ; ses
articulations sont le siège d'une violente douleur
et d'un gonflement considérable ; il ne peut exécuter aucun mouvement, point de repos, point
de sommeil ; après deux bains il éprouve un
grand soulagement, *d'abondantes sueurs se déclarent;* après le quatrième bain l'amélioration devient
chaque jour plus sensible, et ce malade quitte
l'Établissement après dix-sept bains de la source
du Rey, parfaitement guéri ; il a bu chaque jour
quatre verres d'eau de la source du Clot.

TROISIÈME OBSERVATION.
1856.

Le valet de chambre de Lord C..... est atteint
depuis deux ans d'un rhumatisme articulaire des
plus intenses. Cette maladie a envahi toutes les
articulations ; on lui a administré des doses énor-
mes d'opium et de protochlorure de mercure. Il
a été saigné plusieurs fois. Je fais cesser l'administration de tout agent pharmaceutique, car j'évite
toujours, autant que possible, d'associer des substances médicamenteuses au liquide minéro-thermal pour mieux apprécier son action, indépendamment de toute autre ; je fais plonger ce malade pendant quatre jours dans un bain de la
source du Clot ; les douleurs qui à son arrivée
étaient intolérables, se calment ; le sommeil dont
il n'avait pas joui depuis long-temps revient ; il

commence à exécuter quelques mouvements , ce qu'il n'avait pu faire depuis deux mois ; il reste dans le bain une heure : il boit quatre verres d'eau par jour à la source du Clot ; *des sueurs abondantes se déclarent* : la guérison fait alors de rapides progrès ; le malade peut faire quelques pas dans sa chambre ; après vingt bains , il fait de courtes promenades, ses articulations reviennent à l'état normal , et ce malade , rendu impotent par de fortes atteintes rhumatismales, obtient au moyen des Eaux-Chaudes , dont il fait usage pendant un mois , une guérison solide et durable,

Je pourrais ajouter encore de nombreuses observations , qui toutes prouveraient jusqu'à l'évidence qu'alors même que les remèdes les plus actifs ont échoué , les Eaux-Chaudes ont parfaitement guéri les rhumatismes les plus intenses dont les accidents étaient même agravés par des affections syphilitiques antérieures , complication toujours fâcheuse ; je n'établis pas de différence entre le rhumatisme musculaire et le rhumatisme articulaire ; comment l'établir, puisque les tissus aponévrotique et tendineux s'étendent jusqu'aux fibres charnues et les pénètrent.

Je donnerai le nom de *Goutte* à l'arthrite ou rhumatisme des petites articulations , et j'établirai que cette cruelle maladie peut être, si non toujours entièrement guérie , du moins considérablement soulagée par l'usage des Eaux-Chaudes qui éloignent ses attaques, et en diminuent beaucoup l'intensité.

QUATRIÈME OBSERVATION.
1846.
==

M. l'abbé Lopé, âgé de 58 ans et d'un tempérament bilieux, goutteux depuis quatre ans, a été
atteint, il y a trois mois, de douleurs trés vives dans
les articulations des orteils du pied droit ; l'engorgement est considérable ; il ne peut porter aucune chaussure ni étroite, ni forte. Il appuie trés
difficilement le pied sur le sol ; après trois bains
de la source du Clot, l'amélioration est sensible ;
après six bains. il chausse un fort soulier, marche
facilement et sans douleur : enfin après neuf bains
l'engorgement a disparu ; M. Lopé a pu faire une
course de six kilomètres, même sans l'aide d'une
canne ; le malade a bu tous les jours trois verres
d'eau le matin à la source du Clot, et trois le soir
à celle de Baudot. Il ne s'est manifesté aucune crise
apparente, et depuis plus de deux ans M. Lopé n'a
plus éprouvé aucune rechute.

CINQUIÈME OBSERVATION.
1847.
==

M. Dang..... arrive aux Eaux-Chaudes dans le même état que le précédent malade ; il est âgé de 60
ans et d'un tempéramment bilieux ; il a eu plusieurs
atteintes de goutte pendant les six dernières années;
après quatorze bains de la source de l'Esquirette,
ses douleurs et la difficulté qu'il éprouve pour mar-

cher ont totalement disparu, il chausse un soulier,
ce qu'il n'avait pu faire depuis plus d'un an; ce malade n'a plus eu d'autre attaque de Goutte, il a bu
chaque jour quatre verres d'eau de la source du
Clot. La *diarrhée s'est déclarée* après le sixième
bain, elle a été *fort intense.* Les urines ont été très
abondantes et très sédimenteuses.

Cette action salutaire des Eaux-Chaudes contre
la Goutte est constatée dans les observations 144 et
145 que Théophile Bordeu a consignées dans ses
belles recherches sur les maladies chroniques.

CHAPITRE II.

Scrofule articulaire.

Les Eaux-Chaudes sont d'une efficacité incontestable contre la scrofule articulaire et les engorgemens strumeux des articulations , qu'elles
amendent, dont elles arrêtent les progrès , qu'elles
guérissent souvent alors même qu'ils sont ulcérés.

SIXIÈME OBSERVATION.
1842.--1843.

M.lle X. Loust... âgée de 16 ans, d'un tempérament
lymphatique et très irrégulièrement menstruée,
est atteinte depuis six mois d'un engorgement strumeux du poignet gauche ; le gonflement est considérable, l'articulation ne peut exécuter qu'avec la
plus grande gêne les plus faibles mouvements ; la

douleur est vive et profonde ; la malade a été
soumise sans succès à plusieurs médications ; elle
prend des demi bains à l'Esquirette, des manulu-
ves et des douches locales en arrosoir à la source
du Clot. Peu à peu, l'engorgement articulaire diminue, les mouvements s'exécutent plus facilement;
l'amélioration est manifeste après dix-huit jours de
traitement, et l'année suivante la guérison est radicale : les menstrues se sont parfaitement régulari-
sées dans l'intervalle des deux années (1842–1843)
Depuis lors, cette jeune personne n'a plus éprouvé
la moindre gêne, ni la moindre douleur dans
l'articulation.

SEPTIÈME OBSERVATION.
1835.—1856.

M.elle Louise Laf...., âgée de 22 ans, a présenté
exactement les mêmes accidents : son engorgement
est situé depuis deux ans à l'articulation tibio-tarsienne, je l'avais combattu sans succès par tous les
moyens connus ; tout avait échoué, je lui conseil-
lai l'emploi des Eaux-Chaudes ; des demi bains de
l'Esquirette, des bains locaux, des douches d'abord
en arrosoir et ensuite de plus en plus actives ; quatre verres d'eau du Clot qu'elle boit chaque jour,
l'ont radicalement guérie dans l'espace de deux
années (1835-1856) et la guérison ne s'est pas
démentie un instant. Pendant le traitement de *fortes évacuations alvines se sont déclarées à plusieurs reprises.*

L'action des Eaux-Chaudes n'a pas été seulement avantageuse pour combattre la scrofule articulaire de cette jeune personne, mais elle a encore exercé une influence salutaire sur sa constitution qui s'est fortement améliorée et fortifiée depuis cette époque.

HUITIÈME OBSERVATION.
1845.—1846.

M. A... R... d'un tempérament lymphatico san‑guin, âgé de 28 ans, est atteint depuis 15 mois d'un engorgement considérable du genou ; les mouvements sont difficiles et douloureux, à peine peut-il faire quelques pas ; après vingt bains et autant de douches d'abord très faibles en arrosoir et ensuite de plus en plus actives, le malade éprou‑ve une amélioration très sensible ; les mouvements deviennent faciles, l'engorgement diminue, M. R... quitte l'Établissement après avoir pris trente bains et autant de douches et bu chaque jour quatre verres d'au de la source de Baudot, l'amélioration se soutient et fait des progrès pendant l'hiver, la saison suivante (1846) après avoir pris 28 bains et autant de douches et bu comme l'année précédente, le malade se retire parfaitement guéri et depuis lors il n'éprouve qu'une légère faiblesse dans l'articula‑tion lorsqu'il a fait une marche un peu longue.

La diarrhée s'est déclarée deux ou trois fois cha‑que saison, il a même fallu la modérer en suspendant la boisson.

NEUVIÈME OBSERVATION.

1847,

Marie Haure, d'un tempérament lymphatique, agée de 5o ans, n'est plus menstruée depuis deux ans; elle a eté atteinte, à la suite d'une entorse, d'un engorgement considérable de l'articulation tibio-tarsienne ; deux ulcérations existent à coté de la malléole externe, et donnent issue à une matière purulente fétide ; l'extrémité inférieure du peroné est superficiellement cariée ; la malade marche, appuyée sur un bâtou, avec la plus grande difficulté et non sans de vives douleurs; il y a déja huit mois que ces accidents existent et ils ont été activement combattus sans succès. Vingt-cinq bains, autant de pédiluves et quinze douches en arrosoir de la source de l'Esquirette qui, d'abord irritent la partie malade, cicatrisent parfaitement les ulcérations ; l'engorgement disparait presqu'entièrement; la malade marche sans difficulté et sans douleur à l'aide d'un bâton, et la guérison se consolide après son départ, il ne lui reste qu'un peu de faiblesse.

Cette malade a vu, depuis le douzième jour de son traitement, apparaitre sur la partie malade soumise à l'action de la douche uue *éruption miliaire* qui a occasionné *une chaleur et un prurit très désagréable.*

L'action si puissante des Eaux-Chaudes contre la scrofule articulaire nous indique d'avance combien elle doit l'être aussi pour combattre avec avantage

l'affection scrofuleuse du tissu glandulaire, pour
stimuler et même résoudre ces engorgemens indo-
lens qui surviennent chez des sujets lymphatiques,
chez de jeunes personnes chlorotiques, chez les
enfants au teint pâle et blafard, aux lèvres épaises,
gonflées et crevassées, offrant des éruptions sur
le cuir chevelu, des ganglions bosselés et arrondis,
des ophtalmies opiniâtres et des ulcérations si difficiles à guérir ; grand mombre de ces sujets scrofuleux arrivent chaque année aux Eaux-Chaudes,
et après avoir fait usage de nos sources, rentrent
chez eux méconnaissables, tant le liquide minéro-
thermal a amélioré leur état, fortifié leur constitution, augmenté leurs forces, régénéré leur sang
appauvri. Les ophtalmies scrofuleuses si rebelles
sont souvent aussi améliorées et mêmes guéries aux
Eaux-Chaudes.

On ne saurait assez chez les enfants scrofuleux
surveiller l'action minéro-thermale ; l'excitation
quelquefois trop active qu'elle exerce sur la muqueuse gastro-intestinale, leur occasionne des diar-
rhées opiniâtres et peut déterminer les plus graves
accidents, si on n'a soin de leur donner la boisson
à faible dose, et toujours avec la plus grande cir-
conspection.

Les engorgements glandulaires diminuent sensi-
siblement et disparaissent même quelquefois par
l'action de légères douches dirigées contr'eux. Ces
douches occasionnent cependant assez souvent de
vives douleurs et déterminent une forte infla-

mation qu'il faut savoir modérer ; toutefois , je dois en convenir, la plupart des glandes engorgées se montrent refractaires à l'action locale de la douche, mais qu'importe , si l'excitation minéro-thermale agit sur la constitution scrofuleuse , la stimule et la modifie.

Il est quelquefois aventageux de venir en aide à l'action des eaux sulfureuses , au moyen des préparations d'iode, et surtout des iodures de potassium et de plomb qu'on peut leur associer avec avantage.

CHAPITRE III.

Paralysies.

Les praticiens, qui assurent que les Eaux minéro-thermales ne guérissent *jamais* les paralysies ayant pour cause une hémorragie cérébrale , me parraissent aussi éloignés de la vérité que ceux qui prétendent qu'elles les guérissent *souvent*. Cette question d'un si grand intérêt a été récemment traitée à l'Académie de Médecine à l'occasion des Eaux de Balaruc, elle mérite de nous arrêter un instant.

Les cures dans les paralysies à la suite d'une affection cérébrale sont absolument nulles, a dit M. Rochoux qui a étudié avec tant de soins et tant de succès les lésions de l'encéphale. Telle est également l'opinion de M. Lallemand.

Broussais va bien plus loin encore : « Les Eaux

» minérales, dit-il, irritent vivement le cœur et tout
» l'appareil sanguin, augmentent la disposition hé-
» morragique, la produisent même chez ceux qui
» ne l'ont pas et déterminent souvent l'anévrisme
» du cœur, *les paralysies et les apoplexies.*

» Encore une fois, dit Bordeu, le mieux est,
» dans *presque toute paralysie cérébrale confir-*
» *mée*, de s'abstenir des Eaux minérales ; on peut
» même l'avancer avec de bons médecins.

» J'ai traité, dit M. Bertrand, avec des succès di-
» vers plusieurs personnes atteintes d'hémiplégie
» succédant à l'apoplexie, mais jamais, je dois le
» dire, avec des avantages assez marqués pour con-
» seiller les Eaux du Mont-d'Or dans des états sem-
» blables.

Je citerai encore l'opinion de M. Isidore Bourdon:
» Ces Eaux (de Balaruc) paraissent utiles dans un
» grand nombre de paralysies, néanmoins ces guéri-
» sons sont rares pour certaines de ces affections,
» surtout pour celles qui surviennent à la suite d'une
» hémorragie cérébrale récente, d'un ramollisse-
» ment du cerveau ou d'une altération organique
» de la moëlle épinière.»

J'ai cru, pour mieux traiter une question aussi
importante, devoir faire connaître ici l'opinion de
ces médecins dont le nom fait autorité dans la science ; l'expérience a depuis long-temps démontré
l'exagération de l'idée émise par M. Broussais ;
quelques observations dont on ne saurait contester
l'exactitude ont prouvé que, contrairement à l'as-

sertion de M. Rochoux et Lallemand, des hémiplégiques à la suite des hémorragies cérébrales bien
constatées ont recouvré l'usage de leurs membres
dans les Établissements thermaux; partisan des idées
de Bordeu et de M. Bertrand, je crois qu'en général
il est prudent de ne pas exposer les hémiplégiques
à l'action excitante des eaux thermales, quoique
leur emploi bien méthodique n'entraine pas, bien
s'en faut, aussi souvent qu'on le croit, les graves
accidents qu'on leur attribue.

J'ai vu des hémiplégiques à la suite d'une hémorragie cérébrale parfaitement guéris par les Eaux-
Chaudes. J'en ai vu un bien plus grand nombre
traités sans succès, mais aussi sans que leur état
ait été aggravé par leur administration; j'en ai vu
enfin dont les symptômes se sont aggravés sous leur
influence et même chez lesquels la mort est surve-
nue instantanément par leur usage inconsidéré.

DIXIÉME OBSERVATION.
1840-1841.
=

M. Sunh....., d'un tempérament sanguin et fort
adonné à la boisson, est atteint, à l'âge de 51 ans,
d'une apoplexie qui a déterminé une hemiplégie
du côté gauche; le bras et la jambe de ce côté sont
entièrement paralysés; la bouche est encore légèrement déviée. Ce malade a été très-activement traité
par les émissions sanguines et par les révulsifs tant
à l'intérieur qu'à l'extérieur; il arrive aux Eaux-

5

Chaudes le mois de juin 1840, quatre mois après
son apoplexie. La paralysie est complète ; le sentiment et le mouvement sont entièrement perdus;
il ne peut ni remuer le bras qui retombe dès qu'on
le soulève, ni traîner la jambe ; il est sans fièvre
et n'accuse pas de céphalalgie ; ses facultés intellectuelles sont à l'état normal ; sa parole, d'abord
fort embarrassée, est aujourd'hui à peu-près reve-
nue à l'état naturel. Je conseille des demi bains
suivis de pédiluves et de douches basses sur les
pieds à la source du Rey ; le malade, dont le tube
gastro-intestinal est parfaitement sain, boit par
jour quatre verres d'eau du Clot ; le traitement
est ainsi continué pendant sept jours sans changement appréciable ; au huitième jour la chaleur,
la sensibilité et le mouvement commencent à revenir au membre inférieur ; les *urines coulent
en grande abondance*. Le malade fait chaque
jour de sensibles progrès. Après le 15.ᵉ bain il
peut faire quelques pas dans sa chambre et sou-
lever légèrement le bras ; je lui fais administrer
des douches en arosoir le long du rachis ; les progrès sont tous les jours plus sensibles ; après le
24.ᵉ bain, il peut faire une course de deux kilomètres et commence à se servir de son bras ; il se
retire très-bien rétabli après 30 bains. Pendant
l'hiver, l'amélioration fait encore des progrès, le
malade peut monter à cheval et le retenir de la
main autrefois paralysée; il revient l'année suivante (1841) et se rétablit entièrement; son bras

reste toujours un peu faible, quoique cependant il puisse très-bien s'en servir.

ONZIÈME OBSERVATION.

1841.

=

M. Semp...., âgé de 60 ans, d'un tempérament bilieux, est atteint depuis sept mois d'un hémiplégie du côté droit, résultant d'une hémorragie cérébrale. Comme le précédent malade, il a été soumis à l'action des demi bains, des pédiluves et des douches; il boit tous les jours trois à quatre verres d'eau du Clot. Il recouvre entièrement l'usage du membre inférieur après 34 jours de traitement; il fallut combattre au moyen de purgatifs énergiques une constipation opiniâtre. La guérison fut parfaite quoique la bouche restât légèrement déviée et le bras un peu engourdi; il pouvait cependant très-facilement s'en servir. Le *flux hemorröidal* supprimé depuis deux ans, reparut deux mois après l'usage des eaux, ce malade a joui pendant long-temps d'une bonne santé; il a succombé trois ans après à une apoplexie foudroyante.

L'action curative des Eaux-Chaudes me paraît ici évidente et il est impossible de ne pas lui attribuer le mérite de ces deux guérisons.

Chaque année on voit venir aux Eaux-Chaudes des hémiplégiques qui se retirent sans que leur

état se soit ni amélioré ni aggravé par leur usage.
Il est vrai de dire que dans ces cas nous les administrons avec la plus grande réserve et le plus
souvent plutôt pour satisfaire les malades que dans
l'espoir d'obtenir d'heureux résultats.

Voici deux observations où l'emploi des Eaux-
Chaudes a eu les plus fâcheuses conséquences.

DOUZIÈME OBSERVATION.

1847.

=

Madame Cadiot, âgée de 50 ans, d'un tempérament nerveux, a eu, depuis la cessation de ses
menstrues, plusieurs congestions cérébrales qui
ont déterminé une hémiplégie du côté droit. Le
bras et la jambe de ce côté ont perdu entièrement la sensibilité et le mouvement ; la parole est
fort embarrassée ; les idées sont lentes, la malade,
plongée dans une profonde tristesse, pleure souvent, d'autres fois elle est d'une gaîté insolite ; ses
excrétions sont parfois involontaires ; d'autrefois
ce n'est qu'à l'aide de purgatifs drastiques qu'on
peut la soulager. C'est dans cet état que Madame
Cadiot arrive aux Eaux-Chaudes ; son mari, médecin très-distingué, avait essayé tous les moyens
de traitement possibles. Je conseille à la malade
un demi bain de quinze minutes à la source du
Rey, le lendemain un autre de vingt-minutes suivi
d'un bain de pieds ; elle boit chaque jour un verre

d'eau du Clot en deux doses; les 3.ᵉ et 4.ᵉ jours, même traitement sans changement appréciable. Après le 5.ᵉ bain, la nuit est fort agitée; la malade a des évacuations involontaires et une violente céphalalgie qui afflige son mari et qui ne me tranquillise pas. Le lendemain repos; tristesse profonde, idées confuses. Deux jours après, nous administrons encore un bain de quinze minutes; mais la céphalalgie, l'insomnie, l'agitation et le trouble des idées ayant augmenté, force fut d'abandonner tout traitement. La malade partit à ma grande satisfaction, car je suis bien convaincu que l'excitation thermale aurait produit les conséquences les plus fâcheuses. Rentrée chez elle, l'état de Madame Cadiot est redevenu ce qu'il était avant son arrivée aux Eaux-Chaudes (août 1847), mais il est à craindre qu'elle ne succombe par suite de la désorganisation cérébrale.

Nota. J'avais déjà rédigé cette observation lorsqu'une lettre de faire part est venue m'apprendre que cette malade était décédée le mois de janvier 1848, cinq mois environ après son départ des Eaux-Chaudes.

TREIZIÈME OBSERVATION.

1838.

M. Alp. de B., âgé d'environ 60 ans et d'un tempérament à la fois sanguin et nerveux, a éprouvé il y a trois mois une légère congestion cérébrale ; il traine la jambe gauche qui , dit-il , est un peu faible , sa bouche est légèrement contractée ; il se plaint de temps en temps d'une céphalalgie assez intense ; il prend deux demi bains de vingt minutes à l'Esquirette ; il se trouve bien, mais la *céphalalgie ne disparaît* pas ; il boit, également deux verres d'eau à la source du Clot ; il désire faire usage de bains plus actifs ; je le dissuade pendant deux jours. Cependant, après le 5.ᵉ jour il prend un demi bain de vingt minutes suivi d'une douche sur les pieds, à la source du Rey. Le système musculaire paraît activement stimulé ; le malade est fort gai et se promène avec plaisir. Après neuf bains, il paraît beaucoup mieux et veut , contre mon avis , essayer les bains du Clot ; le premier bain l'agite, il a une gaîté insolite ; mais sa tête est lourde, la céphalalgie profonde. Je l'engage à suspendre son traitement. La nuit est assez tranquille ; il se réveille le lendemain à huit heures ; et après avoir causé avec ses enfants, il a tout-à-coup une attaque d'apoplexie foudroyante.

Voilà les faits dans toute leur vérité ; il viennent à l'appui des observations et de la doctrine de Théophile Bordeu ; « j'ai vu, dit-il, en 1751 (maladies chroniq. obs. 120,) sept personnes atteintes de paralysie par suite d'apoplexie. Ces malades, sans être entièrement guéris par les Eaux de Barèges, furent cependant soulagés. Il cite ensuite deux autres personnes (obs. 121.) qui furent radicale-

ment guéries aux Eaux-Chaudes, et c'est ici qu'il
ajoute : le mieux est dans toute paralysie cérébrale
de s'abstenir des Eaux Minérales, car c'est une vérité constante, que nos Eaux guérisent *très-rare-
ment* les paralysies par cause de cerveau bien constatées.

L'action excitante des Eaux-Chaudes est bien
plus efficace contre les paralysies qui dépendent
d'une affection de la moëlle épinière que contre
celles qui ont pour cause une hémorragie cérébrale. La stimulation qu'elles produisent est loin
d'être aussi dangereuse ; car exerçant son action
sur l'appareil spinal, elle occasionne bien rarement
les accidents qu'elle détermine sur le cerveau. Aussi
ai-je observé plusieurs fois des paralysies spinales
soulagées et même guéries par les Eaux-Chaudes,
et je n'ai jamais vu leur administration prudente
avoir de fâcheuses conséquences. J'établis toutefois
une exception pour les paralysies qui dépendent
d'une désorganisation de la moëlle épinière, ou
d'une cause mécanique qui agit en comprimant cet
organe si délicat, et c'est pour cette raison que les
accidents déterminés par le mal vertébral de Pott,
sont toujours exaspérés par l'action excitante du
liquide minéro-thermal. Cette excitation qui agit
sur la fibre musculaire est inutile et douloureuse
puisque la moëlle comprimée ne peut lui fournir
ce stimulus électrique qui lui transmet et lui im-
prime le mouvement et la vie.

QUATORZIÈME OBSERVATION.

1839.

Jean Bernadicou a fait il y a six mois une chute du haut d'un arbre : il est tombé sur l'occiput et sur les épaules; il est resté étendu sans mouvemens pendant toute la nuit à l'endroit de sa chute; ce n'est que le lendemain matin qu'on l'a trouvé dans cet état. La sensibilité et le mouvement des membres inférieurs sont nuls; on lui a pratiqué de fortes saignées , posé des vésicatoires, administré à plusieurs reprises des purgatifs énergiques ; sous l'influence de cette active médication, les accidents se sont amendés; cependant à son arrivée aux Eaux-Chaudes (19 juin 1839) , il ressent un engourdissement considérable dans les jambes ; il fait quelques pas à l'aide d'une personne qui le soutient, mais il lui semble toujours qu'il va tomber en avant; ses facultés intellectuelles sont à l'état normal, ses digestions excellentes. La défécation et l'excrétion des urines sont très-difficiles; des bains de demie heure de la source du Rey et quatre à cinq verres d'eau par jour de celle du Clot produisent après six jours une très-sensible amélioration. La chaleur et la sensibilité reviennent, les muscles se contractent, l'engourdissement diminue; je lui fais administrer des douches en arrosoir très-faibles le long de la colonne vertébrale pendant dix minutes avant le bain ; elles n'occasionnent presque pas de douleurs , les jambes se fortifient, les excrétions deviennent plus faciles, la sensibilité augmente de plus en plus, on continue les bains et les douches du Clot dont on augmente la durée et non la force. Le malade boit jusqu'à huit verres d'eau par jour; les *urines coulent facilement et en grande abondance.* Après vingt-neuf jours de traitement, il se retire parfaitement rétabli; il se porte encore très-bien aujourd'hui, fait de longues courses sans se fatiguer, mais il lui est, dit-il, impossible de *courir.*

Je n'ajouterai pas des commentaires à cette observation; les résultats qu'elle constate me paraissent vraiment remarquables.

Lorsque la paralysie dépend, comme dans les deux observations qui vont suivre, d'une cause rhumatismale, l'action des Eaux-Chaudes est d'une efficacité incontestable.

QUINZIÈME OBSERVATION.

1847
==

J. Larrieu Labouille, âgé de 44 ans, d'un tempérament sanguin, est sujet depuis plusieurs années à des douleurs rhumatismales qui attaquent successivement toutes les parties du corps. Il y a un an, après avoir été exposé à la pluie pendant plusieurs jours, elles se fixèrent sur tout le trajet de la colonne vertébrale; il lui est impossible de remuer sans provoquer les plus vives

douleurs ; il est entièrement paraplégique et constamment étendu sur son lit ; il éprouve un four-
millement incommode dans les membres inférieurs
dont la sensibilité et la chaleur sont diminuées ;
les excrétions s'exécutent facilement , rien ne peut
calmer ses douleurs ni faciliter ses mouvements.
Quatre bains de la source du Clot suffisent pour
diminuer beaucoup ses souffrances et lui permettre
de se tenir debout appuyé sur une personne ;
après huit bains il peut faire quelques pas à l'aide
d'un bâton ; il boit depuis le premier jour deux
verres d'eau le matin à la source du Clot et
deux le soir à celle de Baudot ; *une très-forte
diarrhée se déclare et l'affaiblit considérablement*, on suspend la boisson ; des douches en arrosoir sur les parties affectées calment les douleurs , qui ont cependant été d'abord fortement
exaspérées ; il se retire après quinze jours de
traitement bien soulagé ; il marche facilement à
l'aide d'un bâton : il revient deux mois après, suit
le même traitement ; la diarrhée se déclare encore
à deux reprises. La guérison se consolide , il ne
souffre plus et marche avec facilité ; ce second
traitement a été de quinze bains du Clot et de
quinze douches en arrosoir. Ce malade va très-
bien au moment où j'écris ces lignes, il ne peut
pas se livrer encore aux travaux les plus fatigants
de son état, mais il s'occupe et ne souffre plus,
il n'a qu'une légère faiblesse des jambes.

SEIZIÈME OBSERVATION.

1847.

Pierre Sauret, âgé de 48 ans, d'un tempérament bilioso-sanguin, oiseleur, s'expose depuis plusieurs années sans aucune précaution à toutes les intempéries des saisons ; il a contracté depuis six ans un rhumatisme articulaire des plus intenses et depuis trois mois il ne peut plus exécuter aucun mouvement, il est comme un automate, et c'est dans cet état qu'il arrive aux Eaux-Chaudes: il prend quatre bains au Clot et boit six verres d'eau par jour à la même source ; ses douleurs qui d'abord n'étaient pas très-vives s'exaspèrent et deviennent insupportables, mais il commence à remuer ses membres; après dix bains et quatre douches en arrosoir sur la région dorso-lombaire, il peut faire quelque pas à l'aide d'un bâton. Il *éprouve une chaleur et un prurit insupportables sur toute l'étendue du corps* ; peu à peu les mouvemens s'exécutent avec facilité; les douleurs diminuent sensiblement, et après 23 bains et 12 douches, il se retire parfaitement rétabli, n'éprouvant plus de douleurs et marchant avec la plus grande facilité; il passe très-bien l'hiver, et à part quelques douleurs vagues et passagères, il est parfaitement guéri au grand étonnement de tous ceux qui le connaissent.

CHAPITRE IV.

Des Affections Gastro-Intestinales.

Les Eaux-Chaudes sont *surtout stomacales*, a dit Théophile Bordeu (maladies chroniq., p. 313) et tous les jours l'expérience confirme cette vérité; aussi les affections gastro-intestinales, traitées avec succès dans cet établissement, sont-elles chaque année fort nombreuses; en rétablissant l'action languissante de la peau, en stimulant et réveillant la muqueuse-intestinale parfois comme engourdie, en activant les sécrétions, ces eaux, en boisson, en bains et douches locales internes et externes, réussissent parfaitement dans les gastrites et les entérites chroniques, toutes les fois cependant que l'irritation n'est pas trop vive, que l'altération n'est pas profonde et qu'il n'y a pas surtout de dégénérescence de tissu; c'est principalement dans le traitement de ces affections que l'administration des eaux exige une grande prudence; ici plus que jamais il faut savoir calculer l'excitation minéro-thermale, car la muqueuse qui tapisse les voies digestives est toujours activement provoquée à la sur excitation; le réseau si étendu des vaisseaux qui la parcourt, les innombrables bouches exhalantes et absorbantes qu'elle renferme; les sécrétions nombreuses qu'elle pro-

duit , tout rend son action active et puissante ;
tout indique combien il faut u rveiller les effets
du puissant remède qu'on va mettre si direc-
tement en contact avec elle. Un ou deux verres
d'eau de la source du Clot ou de Baudot , quelquefois une bien moindre quantité , arrêtent instantanément les vomissements les plus opiniâtres ,
activent les digestions les plus lentes , font cesser
les dispepsies les plus incommodes , tandis qu'une
plus forte dose provoquerait ces vomissemens ,
occasionnerait une violente irritation et produi-
rait d'incalculables désordres ; c'est dans ce cas
surtout que les imprudences des malades buvant immodérément le liquide minéro-thermal
auraient de fâcheuses conséquences.

Il faut pour le traitement de ces affections
toujours remonter à la cause qui les a produites ;
lorsqu'elles dérivent, ce qui n'est pas rare , d'une
métastase herpétique ou rhumatismale , de la suppression de quelque sécrétion ou de quelqu'éva-
cuation sanguine , l'action des Eaux-Chaudes est
presque toujours efficace ; souvent les malades
se présentent avec les douleurs abdominales les
plus vives , leurs digestions sont pénibles et douloureuses ; ils sont sujets à des flatuosités , à des
borborigmes ; en les examinant attentivement , en
constatant les symptômes négatifs , on reconnaît
un rhumatisme des parois abdominales, de la por-
tion musculaire des intestins , ou du diaphragme ;
on agit alors hardiment, on stimule la surface cuta-

née , on a recours à la douche ; ici la médication active est nécessaire , le succès est au bout.

Les Eaux-Chaudes se montrent rarement réfractaires dans les affections nerveuses gastro-intestinales , les gastralgies et les entéralgies, surtout chez les jeunes personnes chlorotiques qui , comme le dit Bordeu, ont l'estomac aussi *bizarre que les idées extraordinaires*, chez les personnes nerveuses qu'agitent des passions tristes , ou chez celles dont les menstrues ou le flux hémorroïdal est supprimé.

Ces affections exercent quelquefois une fâcheuse influence sur le moral des personnes qui en sont atteintes ; elles engendrent la tristesse, le découragement , le dégoût même de la vie ; aussi combien ne faut-il pas procurer des distractions à ces malades , leur prodiguer de soins , de consolations et d'encouragemens , appeler en un mot la médecine morale au secours du traitement physique et matériel. La médecine est un beau sacerdoce, heureux qui le remplit dignement !

Quelquefois aussi, lorsque le malade croit toucher à la guérison , lorsque déjà il semble renaître à l'espérance , à la joie , à la vie , sa maladie tout-à-coup s'exaspère, elle devient même plus intense qu'à son point de départ ; cette rechute ne doit point le décourager ; l'excitation minérale a seulement dépassé le but, elle a été portée trop loin.

Il faut la modérer , voilà tout , car cette exacerbation , cette crise sont souvent d'un bon augure.

DIX-SEPTIÈME OBSERVATION.

1842.

=

Madame Galligo , âgée de 26 ans, d'un tempérament bilieux, après avoir allaité son enfant pendant
plus d'une année, ressent une douleur profonde
dans la région abdominale; ses digestions sont pénibles , elle peut à peine supporter quelques cuil-
lerées de potage , quelques légères fécules ; elle
éprouve de fréquentes nausées , quelquefois même
des voinissements , elle a alternativement une diarrhée séreuse ou une constipation opiniâtre. Son
amaigrissement est considérable, ses forces nulles ;
cet état dure depuis environ quatre mois quand
elle arrive aux Eaux-Chaudes. Je constate un mouvement fébrile presque continuel, des douleurs ob-
tuses dans l'abdomen qui est légèrement ballonné ,
du dégout pour les aliments de toute espèce ,
les digestions sont laborieuses, la langue est blan-
châtre et pâteuse , les évacuations alvines sont irré-
gulières ; les menstrues n'ont pas paru depuis 14
mois , époque de son accouchement ; elle prend
quatre demi bains de vingt-cinq minutes à l'Esquirette, suivis d'un égal nombre de douches en arrosoir sur le sacrum et sur les membres inférieurs
pendant cinq minutes chaque fois ; elle boit quatre fois par jour un demi verre d'eau de Baudot ;
elle éprouve un peu de chaleur dans l'estomac et
dans l'abdomen lorsqu'elle a bu ; après huit jours
de ce traitement ; la malade va mieux , elle com-

mence à manger sans dégoût, mais la digestion la
fatigue encore, elle veut augmenter la quantité
de la boisson, mais elle éprouve aussitôt des éruc-
tations sulfureuses ; toute boisson est suspendue
pendant deux jours ; la malade *ressent sur toutes*
les parties frappées par la douche de vives dou-
leurs ses membres inférieurs sont comme brisés;
elle continue toujours ses demi bains à l'Esquirette, les douches sont administrées non plus sur
les membres mais sur l'abdomen ; elles réveillent
une légère sensibilité. La boisson passe très-bien,
les urines coulent avec abondance ; après seize
jours de traitement, elle fait parfaitement ses digestions, les évacuations alvines se régularisent ; les
forces, la gaîté, l'embonpoint même reviennent ;
toutes les fonctions reprennent peu à peu leur
état normal et la malade part très-bien rétablie
après 21 jours de traitement. Les douleurs des
membres persistent encore pendant quelques jours,
trois semaines après son retour chez elle les menstrues reparaissent.

J'ai revu cette malade six mois après ; elle n'avait
plus éprouvé aucun symptôme d'affection gastro-
intestinale, mais de temps en temps elle ressent de
légères douleurs rhumatismales.

DIX-HUITIÈME OBSERVATION.

1847.

M.ᵐᵉ Caill..., âgée de 34 ans, d'un tempérament

lymphatique, peu menstruée n'a jamais eu d'enfants
malgré qu'elle soit mariée depuis six ans ; elle a
commencé à éprouver, il y a environ deux ans, des
pesanteurs dans l'estomac qui est quelquefois douloureux à la pression ; elle prend les aliments avec
dégoût ; sa digestion ne saurait, dit-elle, se faire si
elle ne prend du café bien fort après le repas ; elle
reconnaît cependant que cette boisson lui occasionne une grande ardeur dans l'estomac et une chaleur
insolite dans tout le corps ; elle a une soif vive qui
est bientôt suivie d'un grand dégoût pour toute espèce de boisson, sa peau sèche et âcre a parfois une
odeur forte et désagréable ; la constipation est depuis deux ans opiniâtre ; cette malade a été traitée
par les antiphlogistiques, on lui a appliqué à l'épigastre de nombreuses sangsues ; je lui fais prendre
tous les jours un bain de trois quarts d'heure à
l'Esquirette suivi d'une douche en arrosoir sur la
région lombaire ; elle boit le matin un verre d'eau
du Clot en deux fois et un autre le soir de Baudot
de la même manière ; ce traitement est ainsi continué pendant douze jours ; *sa peau devient hâli-*
teuse, une légère transpiration se déclare ; la
digestion est beaucoup plus facile, l'abdomen est
indolent ; on continue les bains de l'Esquirette ; on
administre des douches ascendantes intestinales
qui au bout de trois jours font cesser la constipation ; l'eau de Minvielle est donnée en boisson, elle
est prise avec plaisir sans causer la moindre fatigue,
et après dix-neuf jours de traitement cette dame

6

rentre chez elle très-satisfaite et parfaitement rétablie.

DIX-NEUVIÈME OBSERVATION.
1844.

Jeanne Candale âgée de dix-neuf ans, d'un tempérament nerveux, à la suite d'un violent chagrin voit ses menstrues s'arrêter tout-à-coup; elle ressent quelques jours après une vive douleur dans la région épigastrique; elle éprouve sans cesse le besoin de manger; les aliments les plus indigestes calment ses douleurs, mais elles reparaissent plus vives dès que la digestion est terminée; elle préfère aux autres aliments le poivre et les acides; elle vomit presque tous les liquides; sa langue est blanche, la pression de l'épigastre loin d'augmenter la douleur la calme momentanément; elle éprouve des palpitations violentes; elle est presque toujours constipée; traitée successivement, pendant près d'un an, par les antiphlogistiques, les topiques et surtout par les préparations de fer, toutes ces médications ont échoué: c'est dans cet état qu'elle arrive aux Eaux-Chaudes le mois d'août 1844; elle boit tous les jours deux verres d'eau de Baudot en quatre doses; cette boisson fatigue d'abord l'estomac, elle est même souvent rejetée; peu à peu l'estomac s'y habitue, la malade la boit avec plaisir, elle se sent soulagée dès qu'elle a bu; elle prend aussi tous les jours à l'Esquirette un demi bain précédé

d'une douche basse sur le sacrum et suivi d'un
bain de pieds. Après *quinze jours les menstrues
qui n'avaient pas paru depuis huit mois reparaissent ;* tous les symptômes s'amendent, les
aliments ne sont plus rejetés ; la malade part après
22 jours de traitement ; sa guérison se consolide
pendant l'hiver , aujourd'hui elle se porte très-bien
et ne sent plus , dit-elle , son estomac.

VINGTIÈME OBSERVATION.
1846.

Mlle de N....., âgée de dix-sept ans, d'un tempéramment nerveux , très irrégulièrement menstruée souffre depuis six mois de l'estomac , refuse
toute nourriture , si ce n'est les fruits verts et passe
quelque fois deux jours sans rien manger ; elle
est d'une faiblesse extrême , l'eau de Baudot et celle
de Minviclle , qu'elle boit d'abord à très-petite
dose et qui la fatigue les premiers jours , calme ses
douleurs, rétablit peu à peu son appétit; des demi
bains de l'Esquirette et quelques douches sur les
pieds la fortifient, et après vingt jours de traitement
la malade mange très-bien et fait parfaitement sans
aucune souffrance ses digestions. Pendant l'hiver
la menstruation se régularise. Mlle de N... reprend
son embonpoint et ses forces, et aujourd'hui cette
jeune personne se porte très-bien.

Je l'ai déjà dit , et je ne cesserai de le répéter ,
toutes les fois qu'on peut constater une vive irri-

tation, une altération profonde, une dégénérescence squirreuse ou cancéreuse dans le tissu d'un
organe, il faut se hâter de congédier le malade,
car son état s'aggraverait par l'usage des Eaux; cette
assertion est justifiée par les deux observations qui
vont suivre.

VINGT-UNIÈME OBSERVATION.
1839.

Jean Herranet éprouve depuis six mois de vives
douleurs dans la région pylorique ; il sent un grand
besoin de manger , mais ses digestions le fatiguent
beaucoup ; il rend la plus grande partie de ses
aliments réduits en bouillie et noirs comme du
marc de café ; il a une soif vive et les lèvres brû-
lantes ; je reconnais une altération organique du
pylore ; je fais part de mes craintes à la personne
qui accompagne le malade , je lui conseille de le
ramener chez lui, mais Herranet veut essayer ; il
boit quelques gorgées d'eau du Clot coupée avec
du lait ; il croit se trouver mieux après avoir bu
et veut continuer en augmentant la dose, à mon
insu ; mais le mal s'aggrave, trois jours après
je fais partir ce malade qui meurt en route le
lendemain.

VINGT-DEUXIÈME OBSERVATION.
1848.

Madame Mole, âgée de 50 ans, d'un tempérament
nerveux, est depuis long-temps atteinte d'une

altération organique de l'estomac pour laquelle elle
a reçu les soins des principaux médecins de la capitale; elle ressent de vives douleurs dans l'estomac; on trouve une dureté très-appréciable vers
le duodénum; le ventre est sensible à la pression
et fortement ballonné surtout dans la soirée; les
digestions sont pénibles et douloureuses; elle vomit
souvent les alimens, elle est d'une maigreur extrême, son teint est jaune paille, le sommeil lui fait
défaut depuis long-temps; d'un courage et d'une
patience admirables, la malade lutte contre l'affection qui la ronge. Contrairement à l'avis de son
médecin, M. Dabbadie de Moncin, qui avait parfaitement diagnostiqué la maladie et qui prévoyait
ses tristes résultats, elle voulut venir aux Eaux-
Chaudes; mon examen me fit apprécier l'exactitude de la note qu'elle m'apportait. J'imaginai mille
subterfuges, mille moyens pour différer l'administration d'un remède qui, loin de soulager la malade, devait lui faire du mal; elle prit trois à
quatre demi bains de dix minutes, but une petite
quantité d'eau coupée tantôt avec du lait tantôt
avec du sirop; ses douleurs d'abord stationnaires
devinrent plus vives, la constipation plus opiniâtre,
le ballonnement de l'abdomen plus intense, l'insomnie plus fatigante; une application de sangsues ap-
porta un peu de calme et la malade partit dans
cet état.

Madame Mole est morte dans des douleurs atroces quatre mois après.

A l'appareil gastro-intestinal se rattache l'appareil hépathique; je vais consigner ici deux observations d'hépatite chronique radicalement guérie par les Eaux-Chaudes.

VINGT-TROISIÈME OBSERVATION.

1857.

M. Laffitte, âgé de quarante-sept ans, d'un tempérament bilieux, a long-temps habité les Antilles. Il est atteint depuis dix-huit mois d'une affection chronique du foie qu'il attribue à la suppression subite du flux hemorroïdal. Sa maladie l'a obligé à quitter les affaires commerciales et à rentrer en France : il éprouve à son arrivée aux Eaux-Chaudes (juillet 1857) une forte tension de l'hypochondre droit qui est sensible à la pression; le foie est très volumineux ; il a souvent des nausées et des vomissements ; les matières qu'il rejette sont très-amères. Son teint est jaune verdâtre, son appétit nul, sa langue recouverte d'un enduit jaune très-épais ; il est fort constipé ; après douze bains de la source de l'Esquirette et quatre verres d'eau du Clot qu'il boit chaque jour, tous les symptômes s'amendent, le malade est étonné de la *quantité considérable d'urine qu'il rend journellement.* L'appétit revient ; il continue le même traitement et boit en outre deux verres d'eau de Baudot par jour ; il va de mieux en mieux ; après vingt-deux jours il est parfaitement guéri; cependant il reste encore jusqu'à ce qu'il ait pris trente bains ; il ne souffre plus, la douleur et la tension hépatique ont cessé, la *quantité d'urine rendue par ce malade a été vraiment extraordinaire*. Ce liquide d'abord rouge brique et déposant une grande quantité de sédiment est devenu plus tard clair et transparent. M. Lafite a pu reprendre ses occupations et jouit encore d'une excellente santé.

VINGT-QUATRIÈME OBSERVATION.
1845-46-47.

Marie Olivier, âgée de 42 ans, d'un tempérament bilieux est sujette depuis plusieurs années à des douleurs rhumatismales vagues, contre lesquelles aucune médication n'a été mise en usage ; elle a commencé à ressentir il y a environ un an une pesanteur et une douleur sourde dans l'hypochondre droit dont l'intensité a considérablement augmenté il y a trois mois ; cette douleur se propage à l'épaule droite, et s'étend quelquefois jusqu'à la région lombaire ; la malade éprouve souvent un hoquet très fatiguant, des nausées, de l'amertume à la bouche et des vomissements verdâtres ; son teint est fortement ictérique ; il existe une constipation presque habituelle ; l'urine a une couleur safranée. Elle prend d'abord huit demi bains à l'Esquirette, boit le matin deux verres d'eau au Clot et deux autres le soir à la fontaine Baudot ; elle éprouve un brisement général dans les membres et des douleurs vagues ; mais les selles se régularisent, *il y a même un peu de diarrhée*, l'appétit revient, elle continue le même traitement; mais après le dixième bain elle éprouve des frissons, et un mouvement fébrile. Elle prend le onzième bain ; mais le soir une fièvre violente se déclare avec d'abondantes déjections parfois sanguinolentes ; il fallut recourir aux émissions sanguines et à tous les antiphlogistiques ; l'état de la malade m'inspira de vives inquiétudes, mais ce n'était qu'une crise salutaire; peu à peu les symptômes fâcheux s'amendent, la malade rentre chez elle , l'hiver se passe bien ; elle revient l'année suivante (1846) n'éprouvant plus qu'une légère pesanteur dans la région du foie; elle suit pendant quatorze jours le traitement déjà prescrit , et rentre chez elle parfaitement rétablie. J'ai revu cette malade pour la troisième fois cette année; elle se porte très-bien ; n'éprouve plus rien dans la région du foie, son teint est bon , on ne dirait plus que c'est la même personne. Elle est venue pour combattre des douleurs rhumatismales vagues qui ont disparu.

CHAPITRE V.

Maladies des Organes respiratoires.

Si les affections des organes pulmonaires sont rarement traitées aux Eaux-Chaudes, cela tient, sans nul doute, au voisinage des Eaux-Bonnes qui

jouissent, à si juste titre, d'une réputation euro-
péenne pour le traitement de ces maladies. J'ai vu
cependant des catarrhes pulmonaires chroniques
très intenses avantageusement modifiés et même
radicalement guéris par l'emploi des Eaux-Chaudes
dont l'action excitante agit sur la muqueuse qui
tapisse les bronches et se propage jusqu'à l'extrémité du tissu pulmonaire, comme nous l'avons vu
agir sur la muqueuse gastro-intestinale; c'est surtout lorsque la bronchite attaque des personnes
rhumatisées, des enfants scrofuleux, ou des jeunes
filles, à l'époque de la menstruation, que l'action
excitante des Eaux-Chaudes exerce sur elles une
prompte et salutaire influence, modifie la sécrétion
bronchique et enraye les lésions qui plus tard
désorganisent le tissu pulmonaire.

VINGT-CINQUIÈME OBSERVATION.
1842.

M. S.'-M...., âgé de 52 ans, est atteint d'un rhumatisme général qu'il vient combattre à l'aide des
Eaux-Chaudes; il a également un catarrhe pulmonaire qui le fatigue beaucoup. La sécrétion bronchique, accompagnée d'une forte dyspnée et de
violentes quintes de toux, est fort abondante, les
crachats sont opaques et cohérens; on distingue
un râle muqueux, et fort abondant dans presque
toute l'étendue du poumon droit, le pouls est légèrement accéléré; ce malade se baigne à la source

du Clot, il boit deux verres d'eau le matin et deux le soir à la source de Baudot; le rhumatisme s'améliore, et à son grand étonnement, M. S.ᵗ-M.... voit son catarrhe s'améliorer aussi; la sécrétion bronchique, la dyspnée, les quintes de toux diminuent considérablement; après vingt jours de traitement, le rale muqueux a disparu presqu'entièrement; le malade se retire très-bien rétabli; et ce qu'il y a de plus remarquable, c'est que les douleurs rhumatismales ont récidivé, quoique avec moins d'intensité, tandis que le catarrhe pulmonaire n'a plus reparu.

VINGT-SIXIÈME OBSERVATION.
1844.

M. Dup...., , âgé de 55 ans, vient aux Eaux-Chaudes pour combattre une forte raideur de l'articulation tibio-tarsienne, à la suite d'une entorse; il est atteint en même temps, depuis deux ans, d'une bronchorrhée chronique; ses crachats sont verdâtres, et cohérens, le rale muqueux très-étendu, la respiration très-difficile; sous l'influence des Eaux-Chaudes dont les douches facilitent le mouvement de l'articulation, il voit disparaître complètement sa bronchorée, après avoir bu pendant vingt-deux jours deux verres d'eau du Clot le matin et deux le soir à la source Baudot.

« Il y a trente ans, dit Bordeu, qu'un sujet qui était attaqué d'un ulcère au poumon, et à qui

» mon père avait prescrit les Eaux-Bonnes fut guéri
» *par les Chaudes* prises dans le troisième temps
» de la maladie. (Malad. chroniq. obs. 126.)

J'ai voulu citer cette observation à l'appui de ce
que j'ai avancé, je n'insisterai pas davantage sur ce
sujet, car je n'ai voulu qu'énoncer combien pouvait
être salutaire l'action excitante des Eaux-Chaudes
sur la muqueuse bronchique.

CHAPITRE VI.

Névroses et Névralgies

Nous avons déjà établi combien les Eaux-Chaudes étaient avantageusement utilisées contre les
névroses du tube gastro-intestinal, contre les gastralgies et les entéralgies ; plusieurs personnes su-
jettes à la migraine ont vu, sous leur influence,
les accès de cette douloureuse névrose s'éloigner ou
diminuer d'intensité ; nos sources et notamment
celle de l'Esquirette sont aussi employées avec succès contre les névralgies ; mais c'est surtout dans
ces diverses affections si difficiles à guérir, si
rebelles aux traitemens les plus méthodiques, qu'il
faut remonter à la cause et l'étudier avec soin pour
la combattre avec plus d'efficacité. Nul doute que
si elles reconnaissent pour cause l'une de celles que
nous avons déjà longuement énumérées, nos eaux
n'aient alors les plus belles chances de succès ;
mais souvent aussi elles échouent, comme les autres

moyens thérapeutiques, quand cette cause échappe
à nos investigations. En général cependant on
ne doit recourir aux Eaux minérales contre les
névralgies qu'après avoir usé des moyens plus ra-
tionnels et plus certains.

Rarement nos sources guérissent la sciatique
quand elle se montre isolée des douleurs rhumatismales, la sciatique d'emblée qui débute sur le
nerf lui-même chez des individus qui ne sont pas
sujets au rhumatisme ; quelquefois même l'action
excitante des Eaux-Chaudes exaspère cette né-
vralgie, tandis qu'elle la combat très efficacement
lorsqu'elle marche avec le rhumatisme et qu'elle
fait pour ainsi dire corps avec lui : d'autrefois les
douleurs rhumatismales disparaissent tandis que la
sciatique concomitante subsiste encore.

VINGT-SEPTIÈME OBSERVATION.

M. de Lat..... âgé de 32 ans, d'un tempérament
nerveux est sujet à des migraines violentes qui
reviennent jusqu'à deux et trois fois par semaine
et dont l'apparition a coïncidé avec la suppression
d'un flux hémorroïdal très abondant; la douleur
est intolérable, le moindre bruit, la lumière même
l'augmente ; le malade a parfois des vomissements
très-opiniâtres; dix-huit demi bains de l'Esquirette
avec des douches basses sur les pieds et sur le
sacrum, des pédiluves et deux verres d'eau le matin

et le soir de la source de Baudot le guérissent *après l'apparition d'un grand nombre de furoncles*; ce malade revient l'année suivante; il n'a eu la migraine pendant l'hiver qu'à de rares intervalles; ses douleurs sont très-supportables; il suit pendant vingt jours le même traitement et se retire parfaitement guéri.

VINGT-HUITIÈME OBSERVATION.

Marthe B...., âgée de 50 ans, éprouve depuis deux ans des douleurs rhumatismales dans les membres et surtout dans la région lombaire; quand elle arrive aux Eaux-Chaudes (août 1845) elle se plaint de vives douleurs générales mais fixées principalement sur le trajet du nerf sciatique; le moindre contact, la chaleur du lit exaspère ses douleurs; point de repos, point de sommeil; dès le second bain qu'elle prend à la source de l'Esquirette, la douleur diminue pendant l'immersion. Elle peut rester dans le bain près de trois quarts d'heure; après le bain elle repose quelques instants, ce qu'elle n'avait pu faire depuis plusieurs jours; elle prend encore trois autres bains et boit chaque jour deux verres d'eau le matin et deux autres, le soir à la source du Clot; l'amélioration est sensible; après le cinquième bain *une sueur abondante se déclare*, le sommeil revient, toutes les douleurs disparaissent entièrement après le

huitième bain , à l'exception de celle qui suit
le trajet du nerf sciatique qui persiste encore quoique bien affaiblie ; mais après le quatorzième bain
elle a si bien disparu que la malade rentre chez elle
à pied malgré la distance qui est de cinq à six kilomètres.

VINGT-NEUVIÈME OBSERVATION.

Pierre Magendie, âgé de 54 ans, n'ayant jamais
ressenti aucune atteinte rhumatismale arrive aux
Eaux-Chaudes (Juillet 1842); il se plaint d'une vive
douleur qui suit le trajet du nerf sciatique que le
malade indique parfaitement ; la douleur dure depuis douze jours et augmente par la chaleur du
lit ; il éprouve des crampes pénibles ; une médication active a déjà été mise en usage ; les bains , les
douches et la boisson sont inutilement employés,
l'immersion semble augmenter la douleur; il prend
seize bains sans éprouver le moindre soulagement
et repart dans le même état.

CHAPITRE VII.

Affection des Organes génito-urinaires.

L'action curative des Eaux-Chaudes dans les affections des organes génito-urinaires est tellement
efficace, qu'on pourrait la considérer comme spéci-

fique. De nombreuses observations ont depuis long-
temps démontré, qu'en réveillant l'utérus de cette
torpeur dans laquelle il est quelquefois comme
engourdi, en le stimulant et le fortifiant, ou en diminuant, par un mode d'action tout opposé, sa
trop vive susceptibilité et l'orgasme qui parfois
le surexcite, nos sources combattent avec succès
les diverses causes de l'aménorrhée, de la dysmé-
norrhée et des métrorrhagies actives et passives,
rappellent, régularisent ou modèrent cette évacua_
tion périodique qui joue un rôle si important dans
la vie de la femme.

Mais pour obtenir ces différents résultats l'action
dynamique des Eaux-Chaudes n'agit pas toujours
de la même manière ; elle est tour à tour excitante dans les affections hipothéniques, antiphlogistique et calmante dans celles qui dépendent
d'une cause hypersthénisante, remarque qui n'avait
pas échappé au grand observateur ; « Nos eaux,
» dit Bordeu, ont le double avantage de pousser
» les mois et d'en modérer le flux excessif. » C'est
ce que confirme chaque jour l'expérience pour celles
des Eaux-Chaudes qui doivent cet avantage à leur
composition chimique et surtout à la différence
de température de leurs diverses sources qui varie
de 31 à 36 centigrades et permet de les employer
comme tempérantes ou excitantes suivant l'affection
que l'on doit combattre.

Cette action dynamique fait cesser aussi parfois
la stérilité, en détruisant les causes qui s'opposent

à la grande œuvre de la reproduction, et ce n'est
pas sans raison que nos devanciers leur avaient donné le nom *d'engrosseuses.* Mais ici que de pénibles
déceptions, combien de fois le remède n'a-t-il pas
à lutter contre un obstacle matériel et invincible
qui annihile sa puissance ! Ce n'est pas ici le lieu
de passer en revue les différentes causes de la stérilité, elles sont souvent fort obscures ; la plus fréquente sans nul doute réside dans une altération
des organes de la génération et plus particulièrement
de l'utérus ; les engorgements et les ulcérations de
son col, ses divers déplacements sont souvent la
source de l'incapacité de concevoir, ou plutôt de
conserver le fruit de la conception. C'est contre ces
causes que doit lutter la puissance des Eaux-Chaudes, et elle parvient souvent à un heureux résultat
en triomphant des inflamations générales ou parcel-
laires de l'utérus, en détruisant ses engorgements
et ses ulcérations, en modifiant le mode fonction-
nel de cet organe que des parturitions laborieuses
laissent parfois dans un état complet d'atonie, en
arrêtant ces écoulemens immodérés qui produisent
de si grands désordres, altèrent les constitutions les
plus robustes et conduisent lentement au tombeau
taut de malheureuses victimes.

Les douches vaginales ascendantes récemment éta-
blies dans le nouvel Établissement sont un puissant
moyen curatif dans les nombreuses affections que
je viens d'énumérer, et un excellent auxiliaire des
bains, de la boisson et des autres douches ; elles

attaquent plus localement la maladie dans sa source, dans le lieu où elle a élu domicile; leur action est à la fois générale et locale; leur mécanisme est fort simple; dans le même cabinet, au même instant, on a sous la main, l'eau dont la température est la plus élevée et celle dont la température est la plus basse, l'agent qui produit l'excitation et celui qui détermine la sédation; cette différence de température qui paraîtrait indifférente, est énorme pour les résultats qu'elle détermine, aussi la douche ascendante qui ne fonctionne que depuis deux années avec les perfectionnements actuels a-t-elle déjà produit d'immenses avantages.

Combien de fois n'avons-nous pas déjà vu le catarrhe utéro-vaginal, cette affection si incommode et si fréquente, combattu avec succès par ces douches, et ce résultat est bien avantageux, car cette maladie se rattache le plus souvent à un état pathologique qui agit sur toute l'économie, la fatigue et la détériore, donne naissance aux ulcérations, aux engorgemens et aux dégénérescences de l'utérus; nul doute que pouvant être attaquée dans sa source elle ne devienne plus facile à guérir; c'est là, je le répète, le grand avantage des douches vaginales ascendantes.

TRENTIÈME OBSERVATION.

1836.

Madame Couch..., âgée de 24 ans, d'un tempéra-

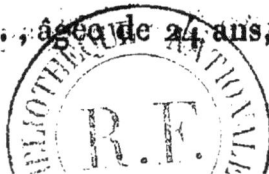

7

ment pléthorique et d'une constitution fort robuste,
est mariée depuis quatre ans et n'a jamais eu d'enfants; ses menstrues qui ont paru pour la première fois à quinze ans, ont toujours été fort peu
abondantes; leur apparition donne lieu chaque
fois à de violentes coliques et à une forte exalta-
tion cérébrale; sa santé d'ailleurs est excellente;
elle prend quinze demi bains au n.° 7 de l'Esquirette qui dans l'ancien Etablissement était le plus
froid, fait chaque jour, pendant le bain, des injections utéro-vaginales, prend des pédiluves et boit
deux verres d'eau le matin au Clot et deux le soir
à Baudot; cette dame rentre chez elle après vingt
jours de traitement; ses menstrues deviennent plus
abondantes pendant l'hiver, elles coulent sans souffrances; six mois après elle devient enceinte, accouche fort heureusement, et n'éprouve plus les
accidents dont elle se plaignait chaque mois à
l'apparition des menstrues.

TRENTE-UNIÈME OBSERVATION.
1846.—1847.

Madame R...., âgée de 26 ans., d'un tempérament lymphatico-nerveux est mariée depuis trois
ans, elle n'a pas encore eu le bonheur d'être mère,
elle le désire cependant beaucoup, ses menstrues
fort abondantes sont précédées et suivies pendant
plusieurs jours d'une forte leucorrhée, elle éprouve
pendant la durée de son époque menstruelle un

léger mouvement fébrile accompagné de palpitations, de crampes et de vives douleurs utérines;
elle prend quinze demi bains à l'Esquirette, des
pédiluves et quelques douches en arrosoir sur le
sacrum, fait des injections avec l'eau de son bain,
A la suite de cette médication elle éprouve une
amélioration sensible dans les accidents qui ac-
compagnaient toujours l'époque menstruelle. L'é-
coulement devient plus régulier pendant l'hiver;
cette dame revient l'année suivante (1847), prend
encore dix-huit demi bains à l'Esquirette et deux
douches utéro-vaginales, par jour, de six minutes
chacune de la même source tempérée; ces douches occasionnent d'abord de légères coliques; il
faut les suspendre à deux reprises pendant vingt-
quatre heures, mais après neuf jours de traitement, elles font éprouver un sentiment de bien
être et de fraîcheur qui calme l'excitation utérine,
les menstrues coulent sans douleur; la leucorrhée cesse entièrement; Madame R.... rentre chez
elle, devient enceinte pendant l'hiver et accouche
fort heureusement; elle se porte parfaitement bien
depuis cette époque.

TRENTE-DEUXIÈME OBSERVATION.

1847.

Madame L...., âgée de 34 ans, d'un tempérament à la fois sanguin et nerveux, est mariée
pour la seconde fois; elle n'a jamais eu d'enfants;

très-abondamment menstruée, elle souffre horrible-
ment à chaque époque, éprouve de violentes attaques hystériques et pousse des cris affreux ; cet
état dure depuis six ans et les accidents semblent
avoir augmenté depuis son second mariage; elle
prend des demi bains à l'Esquirette, et des douches utéro-vaginales de la même source tempérée;
sous l'influence de ce traitement ainsi continué
pendant vingt-deux jours, la menstruation se régularise, les accidents qui l'accompagnent perdent
leur intensité; elle n'éprouve plus qu'un léger
agacement nerveux à chaque époque menstruelle;
mais jusqu'à ce jour elle n'est pas devenue enceinte.

Dans les trois observations qui précèdent un
excès de sensibilité, d'irritabilité utérine, occasion-
nait des douloureux accidents qui se manifestaient
à chaque période menstruelle et s'opposait à la conception, car suivant la judicieuse remarque d'Hip-
pocrate « quœ siccos magis et adurentes uteros non
» concipiunt ; alimenti enim in copiâ semen cor-
» rumpitur.» Il a suffi d'un agent qui modifiât l'état
de l'utérus pour voir disparaître ces accidents et
rendre la conception possible; c'est ce qui a eu lieu
bien peu de temps après l'usage des Eaux-Chaudes
pour les personnes qui font le sujet des deux premières observations, et si ce résultat n'a pas encore
été obtenu pour la troisième, elle a du moins vu
disparaître ces vives douleurs et ces violents accès
hystériques qui lui faisaient tant redouter les ap-

proches de chaque période menstruelle ; l'action salutaire des Eaux-Chaudes est donc ici de toute
évidence.

Je vais maintenant m'occuper des lésions organiques de l'utérus qui peuvent être avantageusement traitées et guéries par l'usage de nos sources;
mais je dois avant tout insister sur la nécessité de
procéder, avec tout le soin possible, à l'exploration
attentive de l'organe malade avant de commencer
le traitement ; cet examen est de toute rigueur, lui
seul peut nous faire connaître toute l'étendue du
mal, et nous indiquer les moyens les plus aptes à
le combattre; c'est pour avoir négligé cette exploration qu'on commet chaque jour les erreurs de
diagnostic les plus graves; qu'on met en usage des
traitements qui ne font que l'aggraver; l'observation
suivante nous en fournit la preuve.

TRENTE-TROISIÈME OBSERVATION.

1841.

Madame Dar..... âgée de 44 ans, d'un tempérament sanguin, est sujette depuis six mois à une
métrorrhagie passive très-abondante qui a altéré
sa constitution ; elle est d'une faiblesse extrême ; à
peine peut-elle faire quelques pas; son teint est
jaune, livide ; l'écoulement sanguin est presque
continuel, il a parfois une odeur fétide, la malade
éprouve des élancements dans l'utérus; on attribue
tous ces accidents à l'âge critique, et on l'envoie

aux Eaux-Chaudes où elle commence à prendre
des bains à l'Esquirette sans vouloir se soumettre à
un examen; loin de diminuer, ces accidents s'aggravent; sa faiblesse devient plus grande; la métrorrhagie suit toujours son cours; la malade se
décide enfin; je l'examine avec le docteur Baile,
nous reconnaissons un énorme polype implanté sur
l'utérus; la cause étant connue, le remède était
facile. Baile procède à la ligature de polype, cette
opération est faite avec la plus grande dextérité
par cet excellent opérateur, en présence de M. Félix
Dupourqué, médecin distingué de Salies; elle
réussit parfaitement et la malade se rétablit en peu
de temps.

Sans un examen attentif, le mal aurait fait chaque
jour d'incalculables progrès; madame Lar..... était
vouée à une mort certaine; car, loin d'enrayer la
maladie, l'action des Eaux-Chaudes n'aurait fait
que l'accélérer.

TRENTE-QUATRIÈME OBSERVATION.
1847.

Claire Lacoste, âgée de 30 ans, d'un tempérament sanguin, est marié depuis dix ans; elle a déjà
eu six enfants; elle est accouchée pour la dernière
fois il y a huit mois; ses dernières couches ont été
fort laborieuses; depuis lors elle éprouve des ti-
raillements dans les aînes, une chaleur vive dans
l'utérus; elle a sans cesse un écoulement indolent;

son ventre est ballonné et sensible à la pression; elle
ressent des douleurs gastralgiques; soumise à l'examen au moyen du spéculum, on aperçoit sur le
col utérin qui est engorgé une ulcération linéaire
superficielle située sur la lèvre postérieure du museau de tanche, on y remarque également quelques
rougeurs livides; cette malade prend des demi
bains à l'Esquirette, boit chaque jour deux verres
d'eau le matin et deux le soir au Clot; dès le
troisième jour elle commence à prendre une
douche utéro-vaginale, au Clot, de trois minutes,
mais à faible jet; elle n'éprouve aucune douleur;
on continue la douche en augmentant chaque jour
la durée; après la septième douche, elle éprouve de
légères coliques, mais des demi lavements laudanisés les font bientôt cesser; on suspend la douche
pendant deux jours; le dixième jour l'amélioration
est sensible, elle commence alors à prendre deux
douches par jour de huit minutes chacune et continue ainsi son traitement jusqu'au dix-neuvième
jour; je soumets la malade à un nouvel examen,
l'engorgement et les rougeurs ont presque entièrement disparu; on n'aperçoit plus l'ulcération, la
place qu'elle occupait semble seulement rugueuse
et dépolie; la malade a recouvré sa santé; toutes ses
fonctions s'exécutent parfaitement et elle ne ressent
aucune douleur dans les organes primitivement
malades.

TRENTE-CINQUIÈME OBSERVATION,
1840.

=

Lucine Lap..., âgée de 27 ans, d'un tempérament robuste, a déjà eu plusieurs enfants ; à la suite d'un avortement qui a eu lieu il y a environ un an, elle éprouve des douleurs sourdes dans la région lombaire, elle ressent aussi quelquefois de violentes coliques ; elle a constament un écoulement sanguinolent, accompagné d'un prurit fort désagréable vers le col de l'utérus, sur lequel on aperçoit une large ulcération qui paraît superficielle, mais qui occupe la plus grande partie de la lèvre postérieure du museau de tanche légèrement engorgé.' Cette malade se baigne à l'Esquirette, elle prend des douches ascendantes au Clot, au moyen d'un appareil fort incommode, le seul qui fonctionnât à cette époque ; ces douches occasionnent d'abord une légère chaleur, mais ne déterminent ni douleur ni colique ; la malade les prend sans discontinuer pendant vingt-deux jours ; à la fin du traitement, elle n'éprouve plus de douleurs ; le suintement sanguinolent a disparu, l'ulcération est presque entièrement cicatrisée : je conseille à cette jeune femme de faire chez elle de fréquentes injections avec une légère décoction de feuilles de noyer, ce qu'elle fait avec la plus grande régularité ; tous les accidents disparaissent, et depuis huit ans cette femme jouit d'une excellente santé, mène une vie très-active et n'éprouve plus aucun accident ; elle n'a plus eu d'enfants depuis cette époque.

On voit dans les deux observations qui précèdent, des ulcérations utérines assez étendues guéries en bien peu de temps par l'action des Eaux-Chaudes. Quel moyen thérapeutique aurait produit de si prompts et si beaux résultats ? J'avoue qu'on n'est pas toujours aussi heureux, mais je suis également convaincu qu'avec les appareils perfectionnés que nous possédons aujourd'hui, les guérisons deviendront encore plus faciles et plus nombreuses, et qu'on n'aura plus besoin de recourir aussi souvent à la cautérisation, moyen toujours douloureux, dangereux quelquefois entre les mains même les plus habiles et les plus exercées ; qu'on évitera surtout la cruelle amputation du col utérin dont pendant quelque temps on a trop abusé.

TRENTE-SIXIÈME OBSERVATION.
1845, — 46, — 47.

Marie Laf...., âgée de 43 ans, d'un tempérament lymphatique, est atteinte depuis plus d'un an d'une hémorragie utérine qui, chaque mois, ne lui laisse que quelques jours de répit, elle est d'une faiblesse extrême, ses membres inférieurs sont œdématiés, elle éprouve une grande pesanteur dans la région utérine, sans douleur ni coliques ; elle a de fréquentes langueurs d'estomac ; l'utérus n'offre aucune trace d'ulcération, mais on

voit sur le col de cet organe quelques petites rougeurs d'une couleur livide ; vingt bains de l'Esquirette et autant de douches utéro-vaginales du
Clot avec l'ancien appareil, d'abord de cinq minutes
et successivement augmentées jusqu'à dix minutes,
la guérissent parfaitement ; ces douches ne déterminent ni coliques ni douleurs, elles procurent au
contraire beaucoup de calme. L'hémorragie a disparu complétement ; la guérison se soutient pendant huit mois ; les forces reviennent, lorsque tout
à coup, à la suite d'une frayeur, une violente métrorrhagie se déclare, elle épuise en peu de temps
les forces de la malade ; cette hémorrhagie diminue
peu à peu, mais comme elle ne disparaît pas entièrement la malade se décide à revenir aux Eaux-
Chaudes (1846), suit le même traitement que
l'année précédente et obtient le même résultat ;
elle passe très-bien l'hiver ; au commencement de
l'été, après avoir pris un purgatif drastique qui lui
avait été administré pour l'expulsion du tœnia
dont son médecin avait cru reconnaître la présence,
l'hémorrhagie utérine se déclare de nouveau avec
violence et persiste malgré tous les remèdes ; la
malade veut revenir aux Eaux-Chaudes, mais on
craint qu'elle ne meure en route ; elle arrive dans
un état de faiblesse extrême ; elle est œdématiée, la
métrorrhagie a diminué, le liquide qu'elle rend est
presqu'incolore ; bains de dix minutes à l'Esquirette, douches ascendantes de deux ou trois minutes au Clot (1847) ; après huit jours, on augmente

la durée du bain et des douches; la malade n'é-
prouve ni douleurs ni coliques; l'écoulement diminue peu à peu et finit par disparaître : cette femme
passe bien l'hiver et revient pour la quatrième
fois l'année suivante sans avoir éprouvé la moindre
hémorragie; les menstrues n'ont plus reparu.

TRENTE-SEPTIÈME OBSERVATION.
1847.

M.me Big...., d'un tempéramment lymphatique,
est mariée depuis dix-huit mois; elle est âgée de
28 ans, elle a depuis environ un an une leucorrhée habituelle qui alterne avec une métrorrhagie abondante, elle éprouve une grande faiblesse
et de vives douleurs gastralgiques; le col de l'utérus
est à l'état normal, la membrane muqueuse utéro-
vaginale est le siège de la leucorrhée; après dix-
neuf bains à l'Esquirette et autant de douches ascendantes du Clot, cette dame se retire beaucoup
mieux, l'écoulement leucorrhéique a presque entièrement disparu ; elle fait chez elle des injections
avec une décoction de feuilles de noyer ; après
quatre mois elle est parfaitement guérie et ses
menstrues reviennent régulièrement.

TRENTE-HUITIÈME OBSERVATION.
1837 -- 38.

Anne Courréges, âgée de seize ans, d'un tempéramment sanguin, a eu deux fois ses menstrues à

l'âge de quatorze ans, mais depuis lors elle ne les
a plus vu reparaître, elle est d'une pâleur extrême;
ses lèvres et ses gencives sont entièrement décolo-
rées; ses yeux sans expression, ses extrémités infé-
rieures œdematiées; elle respire avec la plus
grande peine; sa poitrine semble vouloir éclater
sous de violentes palpitations, on distingue parfaitement dans tous les artères un bruit de soufflet; il
lui suffit de faire quelques pas pour éprouver la
plus grande fatigue ce qui lui donne une grande
répugnance pour tous mouvements; elle est d'une
tristesse extrême, elle a un grand dégoût pour les alimens et ses digestions sont très-pénibles; elle prend
des demi bains de quinze minutes à l'Esquirette
précédés d'une douche basse sur la région lombaire
et suivis d'un pédiluve; elle boit chaque matin un
verre d'eau du Clot en deux fois et un autre le soir
à Baudot de la même manière; cette boisson la fatigue d'abord un peu, cependant le traitement, loin
de l'affaiblir, semble après le dixième bain lui donner de l'énergie et de l'activité; après le dix-huitième bain, les menstrues reparaissent; très-satisfaite
de ce résultat, la malade se retire; pendant l'hiver
les menstrues reviennent régulièrement, cette jeune
personne reprend des forces; je la revois l'année
suivante elle est méconnaissable; elle prend quatorze bains à l'Esquirette et rentre chez elle très-
bien portante; cette demoiselle s'est mariée, est
devenue mère de famille et jouit toujours d'une
excellente santé.

Je pourrais présenter encore ici une longue série
d'observations pour démontrer l'action si efficace
des Eaux-Chaudes dans les affections des organes
génito-urinaires ; mais à quoi bon., il me semble
avoir suffisamment démontré l'exactitude de toutes
les propositions que j'ai avancées ; toute fois avant
de terminer, je ne saurais résister au plaisir de faire
connaître deux observations bien concluantes de
Théophile Bordeu., dans lesquelles on verra combien prompte est quelquefois l'action de nos sources, combien elles agissent quelquefois comme par
enchantement.

« Une jeune fille , âgée de quinze ans, en qui les
» règles n'avaient pas encore paru, était depuis trois
» mois atteinte d'une faiblesse et d'un dégoût ex-
» trêmes qui avaient déjà beaucoup terni l'éclat de
» son teint et qui la maigrissaient à vue d'œil. La
» boisson des Eaux-Chaudes détermina , *vers le*
» *huitième jour,* l'écoulement des règles, qui fut,
» peu après , suivi du recouvrement entier de sa
» santé. (obs. 26.)

» Une fille qui n'était pas réglée, éprouvait des
» secousses si violentes du cœur, que tout son
» corps en était ébranlé et qu'on eût dit, pour
» nous servir des expressions de Baiilon , que son
» cœur extravaguait, ce qui arrive souvent dans les
» pâles couleurs. Elle fut guérie par la boisson des
» Eaux-Chaudes qui *donna lieu à l'écoulement*
» *des règles.* »

Sans avoir la propriété de détruire la gravelle , ni

de dissoudre les calculs urinaires, les Eaux-Chaudes sont cependant diurétiques à un haut degré ; elles stimulent activement les organes urinaires et leur procurent ainsi l'énergie nécessaire à l'expulsion des graviers qu'elles entraînent en augmentant les urines et en les délayant ; elles agissent aussi avec une efficacité incontestable dans les catarrhes vésicaux en modifiant la muqueuse cystique et en la débarrassant des nombreuses mucosités qu'elle sécrète ; elles sont également fort utiles dans les cystalgies toujours si douloureuses et souvent si opiniâtres.

CHAPITRE VIII.

Maladies de la Peau.

Les nombreuses et importantes fonctions de la peau, les liaisons intimes qui la rattachent à tous les viscères et la font participer pour ainsi dire à tous les actes de l'économie, la vaste surface exhalante et absorbante qui la met en contact avec tous les agents extérieurs ; expliquent bien facilement les nombreuses affections dont cette membrane est le siège. Aussi voit-on chaque année un assez grand nombre de sujets atteints de maladies cutanées accourir aux Eaux-Chaudes pour obtenir le soulagement de leurs maux quelquefois si opiniâtres. Ces maladies dont la nature et le siège sont si variables, qui dépendent de causes si diverses, peuvent être avantageusement modifiées, notablement soulagées, parfois même radicalement guéries par leur emploi; mais il faut convenir aussi qu'elles opposent souvent une longue résistance à leur action curative et qu'elles récidivent avec une désespérante facilité; combien est obscure leur étiologie, et par cela même, combien est difficile leur traitement; elles se rattachent fort souvent par les liens les plus sympathiques à des affections internes qu'il faut préalablement combattre pour obtenir de bons résultats; c'est surtout aux affections gastro-intestinales qu'elles paraissent le plus intimement se lier, quoiqu'elles puissent exister aussi avec une parfaite intégrité du tube digestif, car, n'est-ce pas en irritant sa membrane muqueuse par les révulsifs les plus énergiques qu'on parvient à détruire les maladies cutanées les plus rebelles, celles qui ont jeté dans l'économie les plus profondes racines?

En général le premier effet des Eaux-Chaudes est d'activer la maladie; leur action dynamique agissant à la fois sur le tissu affecté et sur les membranes muqueuses, produit d'abord une vive surexcitation qui se calme peu à peu, pour disparaître en modifiant et guérissant même l'affection cutanée; cette guérison est loin d'être toujours radicale, car, je l'ai déjà dit, ces maladies sont très-sujettes à récidiver sous l'influence de causes le plus ordinairement inconnues; il est quelquefois même imprudent de les faire cesser trop brusquement, car elles peuvent être considérées comme des crises heureuses, des voies dépuratives que la nature emploie pour la curation d'une foule de maladies et que parfois on doit même s'estimer heureux de pouvoir les reproduire.

TRENTE-NEUVIÈME OBSERVATION.

1839.

M. Saint-Martin, âgé de 64 ans, d'un tempérament sanguin et d'une constitution très-robuste est atteint depuis huit mois d'un eczéma qui occupe une grande partie du bras et de l'avant bras. Il est sujet aux hémorroïdes qui depuis quelque temps fluent avec la plus grande difficulté; ses organes gastro-intestinaux sont parfaitement sains; le bras est légèrement tuméfié, il est le siége d'un prurit incommode et d'un léger suintement. M. Saint-Martin a été soumis à un traitement antiphlogistique très-actif; il prend tous les matins un bain de trois quarts d'heure au Rey et boit cinq à six verres d'eau du Clot; il éprouve dès le troisième bain une chaleur âcre et mordicante dans la partie malade; après le douzième bain la chaleur et le prurit deviennent intolérables, le bras est rouge et fortement tuméfié, le suintement devient considérable; il faut employer des cataplasmes laudanisés qu'on renouvelle toutes les deux heures; on cesse les bains pendant quatre jours. L'inflammation diminue, on recommence le traitement le cinquième

jour et on recouvre constamment la partie malade
de compresses imbibées d'eau du Clot. Après huit
bains les accidents se reproduisent de nouveau,
mais avec moins d'intensité que la première fois;
le malade qui avait déjà pris vingt bains cesse son
traitement, il souffre beaucoup; son bras est toujours tuméfié, je lui pratique une large saignée; il
part vivement contrarié de l'effet des Eaux, mais
quelques jours après, à la suite de deux applica-
tions de sangsues à l'anus, son affection eczéma-
teuse disparaît peu à peu et n'a plus récidivé.

QUARANTIÈME OBSERVATION.
1836 — 37 — 38.
==

Jean Casenave Hourquet, âgé de 60 ans et d'un
tempérament bilieux, est atteint depuis deux ans
d'un eczéma chronique qui a envahi les deux jambes; la chaleur et le prurit sont fort incommodes;
la partie malade est le siège d'un suintement très-
abondant; les organes digestifs sont légèrement
irrités; il prend d'abord huit bains à l'Esquirette
et boit deux verres d'eau le matin au Clot et deux
le soir à Baudot; la chaleur et le prurit diminuent
dès le premier bain, mais le suintement devient
plus abondant; le malade passe à la source du
Rey; après quatre bains de cette source l'éruption a considérablement diminué, une *forte diarrhée se déclare;* on suspend la boisson; après le
dix-huitième bain l'eczéma a entièrement cessé

8

et le malade part radicalement guéri. Cependant cette guérison ne dure que cinq mois ; alors l'éruption reparait mais avec moins d'intensité; le malade revient pour la seconde fois aux Eaux-Chaudes l'année suivante ; il obtient une guérison parfaite après quinze bains de la source du Rey; il but également quatre verres d'eau du Clot par jour, son affection gastro-intestinale s'améliore aussi beaucoup, l'éruption récidive encore au printemps; retour aux Eaux pour la seconde fois; la maladie est moins intense et moins étendue ; il suit le même traitement et rentre chez lui parfaitement guéri; cet homme a vécu encore quatre ans sans que la maladie ait récidivé. Il est mort d'une pneumonie.

QUARANTE-UNIÈME OBSERVATION.

1838.

M. B....., âgé de 54 ans, d'un tempérament sanguin, est atteint depuis deux ans d'une affection pustuleuse de la face, (acné rosacea ou couperose). La santé générale est bonne; la chaleur et le prurit de la partie affectée sont insuportables. M. B.. prend quinze bains à l'Esquirette et au Rey, fait de fréquentes lotions sur la partie affectée, boit deux verres d'eau le matin au Clot et deux le soir à Baudot. Une *diarrhée assez forte se déclare après huit jours* de traitement; l'affection cutanée disparaît complètement après vingt jours et depuis dix ans elle n'a plus reparu; il y a quelque temps que M. B... est sujet à des douleurs rhumatismales qui ont résisté à l'emploi des Eaux-Chaudes dont le malade a fait usage une seule fois cependant.

QUARANTE-DEUXIÈME OBSERVATION.

1847.

Mlle Du...., âgée de seize ans, d'un tempérament lymphatique, est atteinte depuis six mois d'une dartre squammeuse humide située sur les ailes du nez et sur la lèvre supérieure; cette jeune personne qui a eu des ophtalmies scrofuleuses est très-peu et très-irrégulièrement menstruée. Elle prend vingt demi bains et autant de douches sur la région lombaire à l'Esquirette, boit chaque jour deux verres d'eau le matin à la source du Clot, deux le soir l'un à Baudot et l'autre à Minvielle. Elle fait aussi des lotions avec l'eau de l'Esquirette sur les parties affectées. Sous l'influence de ce traitement continué pendant vingt-deux jours, l'affection cutanée d'abord vivement surexcitée, s'amende considérablement; les menstrues se régularisent et coulent avec abondance, il n'existe plus que quelques taches rosées sur les parties précédemment occupées par l'eczéma, et cette demoiselle est aujourd'hui parfaitement rétablie.

Dans la première de ces observations, l'action dynamique des Eaux-Chaudes a produit une vive excitation qu'il a fallu modérer, parce que ses effets dépassaient le but qu'on voulait atteindre, le résultat à été cependant des meilleurs, la guérison a été prompte et surtout radicale; dans la seconde, nous avons vu l'affection cutanée récidiver pendant trois fois alors qu'elle paraissait radicalement guérie; enfin, dans les dernières, nous voyons deux guérisons aussi promptes que durables; la crise menstruelle a beaucoup aidé la solution de la dernière.

CHAPITRE IX.

Maladies sans siége déterminé.

Il est un grand nombre d'affections, auxquelles il est impossible d'assigner un siége particulier, qui sont avantageusement combattues et modifiées par l'action dynamique des Eaux-Chaudes; c'est dans cette nombreuse catégorie qu'il faut classer cet état anémique occasionné par des convalescences longues et pénibles, par des fièvres intermittentes opiniâtres, des veilles, des fatigues physiques, intellectuelles ou morales, l'abus des plaisirs de toute espèce, ces névroses dues à des affections morales tristes, à de continuels chagrins et tant d'autres maladies à symptômes vagues et incertains dont la nature et le siége nous échappent, contre lesquelles ont échoué toutes les substances pharmaceutiques, qui ont fait le désespoir de tant de médecins et enrichi tant d'empiriques. Combien de ces malades retrouvent leur gaîté, leur santé,

leur bonheur dans nos établissements thermaux!
C'est surtout contre ces affections que les voyages,
les distractions, l'aspect des montagnes, l'air pur
qu'on y respire, la vie toute matérielle qu'on y
mène, le changement d'habitudes, souvent même
de nourriture, sont de puissants auxiliaires à l'action si efficace et si salutaire des Eaux minérales;
mais faut-il pour cela attribuer à ces circonstances
auxiliaires le mérite de la guérison? faut-il en leur
faveur déshériter nos sources de leur puissance
curative? l'air le plus pur et le plus vivifiant, les
sites les plus riants et les plus enchanteurs, les
amusements et les plaisirs les plus bruyants guéri-
ront-ils ce paralytique étendu sur son grabat? sou-
lageront-ils ce malheureux ouvrier perclus par
des rhumatismes intenses contractés dans les lieux
même où il trouve sa guérison, et ces animaux malades qu'on envoie chaque saison dans les établissements thermaux doivent-ils leur soulagement,
leur guérison à des conditions hygiéniques ou à un
traitement moral? nier la puissance curative des
Eaux minérales, c'est nier Dieu, c'est contester
l'évidence.

Je pourrais me livrer encore à de longues considérations médicales, je pourrais donner de longs
conseils hygiéniques aux nombreux malades qui
viennent demander à nos sources la santé et la vie;
mais ces considérations, ces conseils se trouvent
dans tous les livres; chaque médecin inspecteur
les prodigue à ses malades. Je termine donc ici

cette notice. Pour mettre en évidence les propriétés incontestables des sources trop peu connues dont la direction m'a été confiée et que j'ai laborieuse-ment étudiées pendant quinze ans, j'ai laissé parler les faits. J'ai surtout évité de me laisser entraîner à cet enthousiasme bien naturel à tout médecin ins-pecteur pour les sources dont il a pu constater les vertus médicales et je crois pouvoir dire avec Théo-phile Bordeu, « *Que si je ne suis pas à l'abri de l'erreur, j'ai du moins cherché à avoir l'occa-sion de ne tromper personne.* »

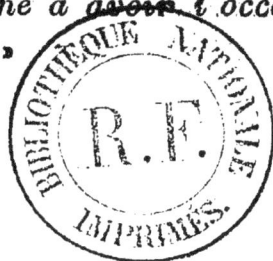

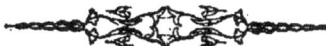

PAU, IMPRIMERIE DE É. VIGNANCOUR.

www.ingramcontent.com/pod-product-compliance
Lightning Source LLC
Chambersburg PA
CBHW071207200326
41519CB00018B/5403